1364/2008

Herausgegeben vom
aid infodienst
Verbraucherschutz, Ernährung,
Landwirtschaft e. V.
Friedrich-Ebert-Straße 3
53177 Bonn
Internet: www.aid.de
E-Mail: aid@aid.de
mit Förderung durch das
Bundesministerium für Ernährung,
Landwirtschaft und Verbraucherschutz

Text:
Dr. Claudia Müller, Bonn

Redaktion:
Dr. Claudia Müller, Bonn
Susanne Illini, aid

Bilder:
Arras: S. 23, 35, 36, 41, 58, 61, 76
Digital Vision: S. 25
Fotolia: S. 4, 6, 8, 10-15, 17, 18, 22-27, 30-34, 37, 39-42, 45, 47, 48, 50, 51, 53-57, 59, 63-70, 72-85, 88, 90, 91, 93-95
P. Meyer, aid: S. 5, 14, 16, 19-21, 28, 29, 33, 35, 36, 38, 39, 43, 46, 49, 50, 60, 62, 70, 71, 92
Pixelio: S. 40
shutterstock: Titelbild, S. 4, 5, 10, 29, 89
Stockbyte: S. 9, 38
5 am Tag e. V.: S. 21

Gestaltung:
Dung Marketing GmbH & Co. KG,
Westerwaldstr. 2, 53757 Sankt Augustin

Druck:
Moeker Merkur Druck,
Niehler Gürtel 102, 50733 Köln

4., überarbeitete Auflage

ISBN 978-3-8308-0741-4

Inhalt

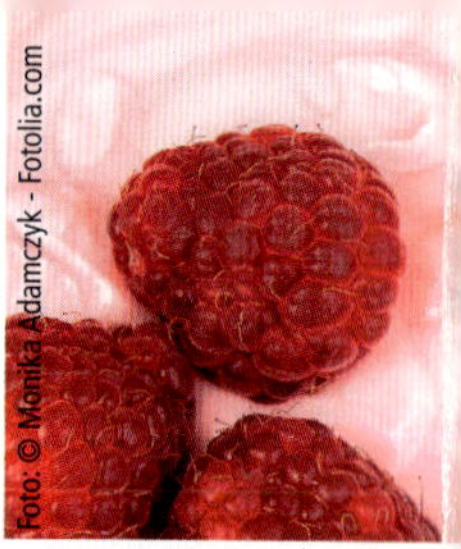

Foto: © Monika Adamczyk - Fotolia.com

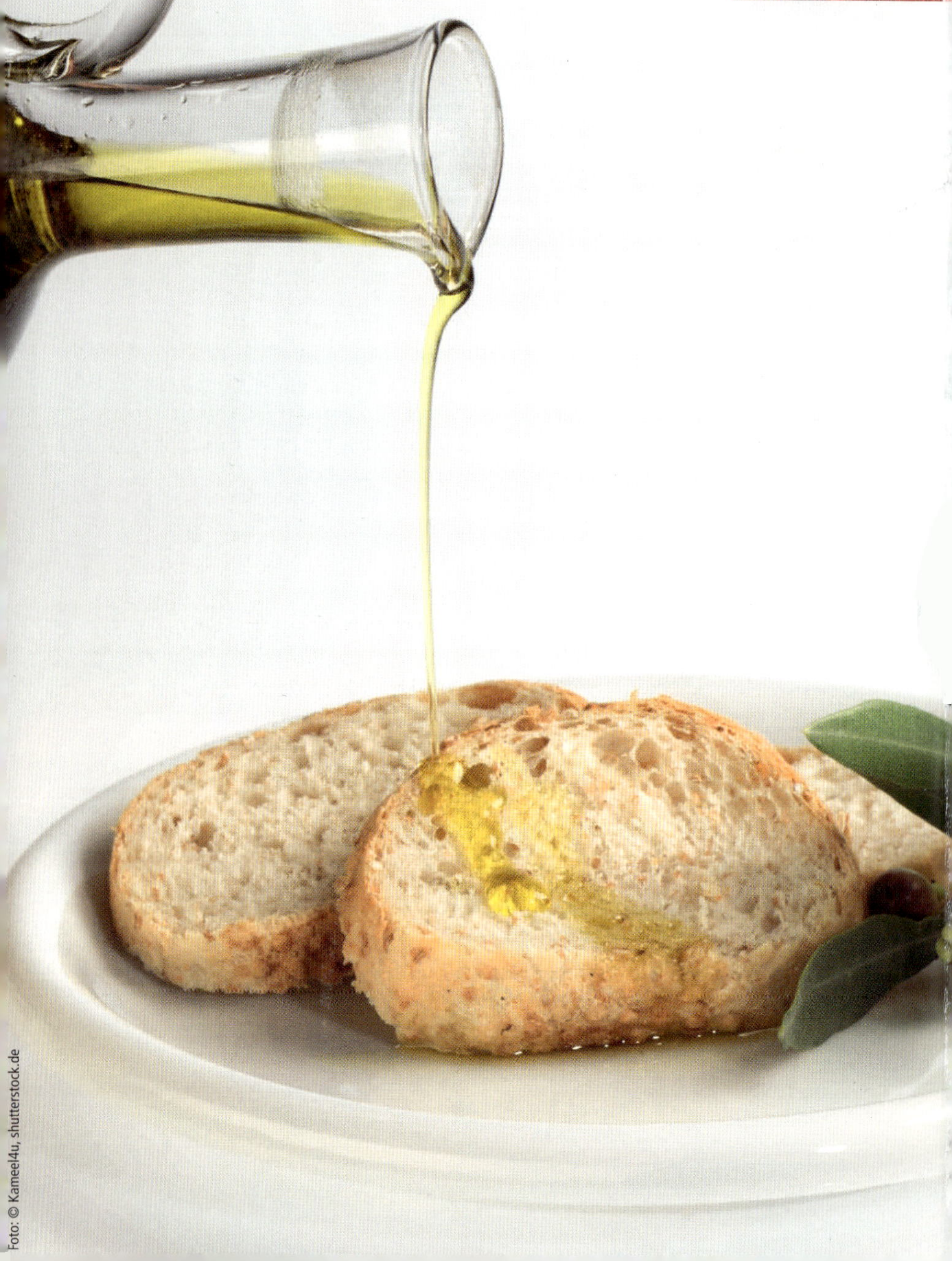

Foto: © Kameel4u, shutterstock.de

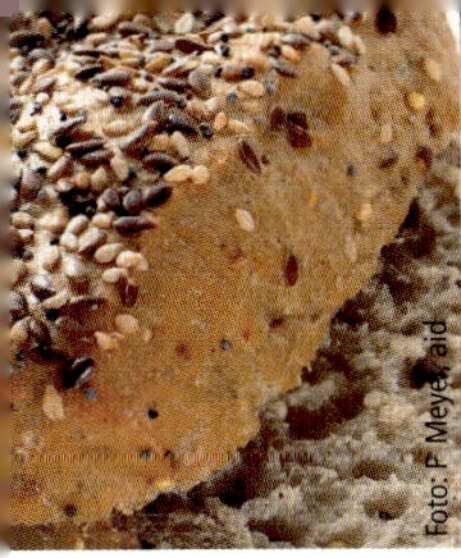
Foto: P. Meyer, aid
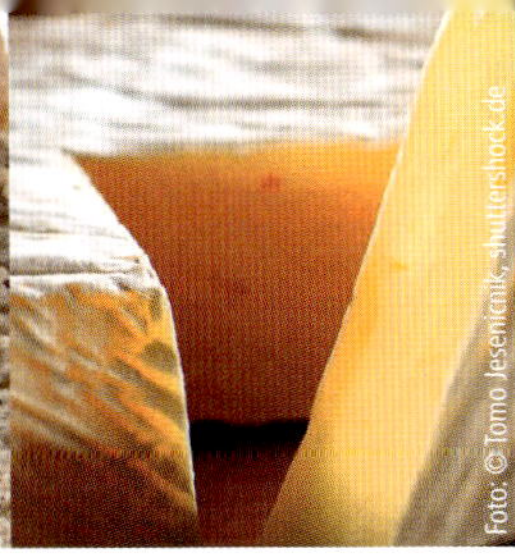
Foto: © Tomo Jesenicnik, shuttershock.de
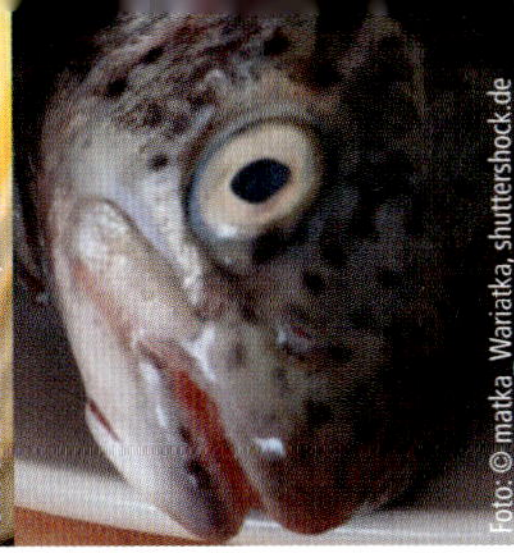
Foto: © matka_Wariatka, shuttershock.de
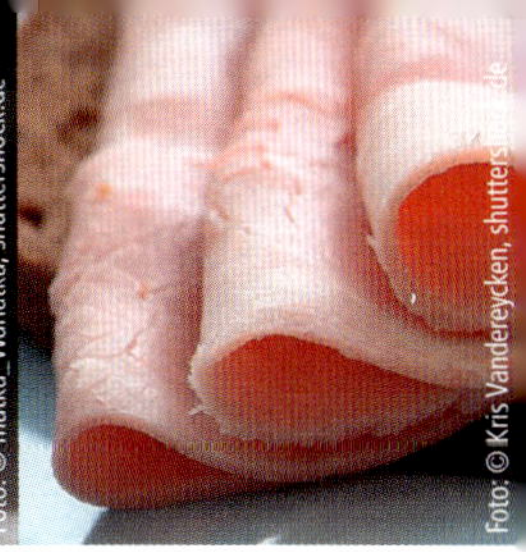
Foto: © Kris Vandereycken, shuttershock.de

Vitamine – die natürlichen Fitmacher

Vitamine und Mineralstoffe sind für den Menschen lebensnotwendige Verbindungen, die der Körper nicht oder nur unzureichend selbst herstellen kann. Sie liefern keine Energie, erfüllen aber wichtige Funktionen im Stoffwechsel und müssen daher ständig in unterschiedlich hohen Mengen zugeführt werden.

Bei den Vitaminen handelt es sich nicht um eine einheitliche Stoffgruppe; die einzelnen Verbindungen sind chemisch und auch von ihrer Funktion her sehr unterschiedlich. Daher kann ein Vitamin nicht die Aufgaben eines anderen übernehmen und es somit ersetzen. Allerdings gibt es synergistische Wirkungen, z. B. von Folat und Vitamin B_{12}.

Insgesamt sind 13 Vitamine bekannt, die nach ihrer Löslichkeit unterschieden werden in

- fettlösliche Vitamine: A, D, E, K
- wasserlösliche Vitamine: B_1, B_2, B_6, B_{12}, C, Niacin, Folat, Pantothensäure, Biotin.

Charakteristisch für *fettlösliche Vitamine* ist, dass der Körper sie nur in Verbindung mit Fett aufnehmen und verwerten kann. Sie kommen vor allem in fettreichen Lebensmitteln, z. B. in Ölen oder Samen, vor. Während ein Zuviel an wasserlöslichen Vitaminen mit dem Urin ausgeschieden wird, können die fettlöslichen Vitamine A, D, E und K in der Leber, dem Fettgewebe und den Muskeln gespeichert werden. Deshalb ist bei fettlöslichen Vitaminen eine Überdosierung (Hypervitaminose) möglich, sie kommt aber bei einer ausgewogenen Kost nicht vor. Bei der Einnahme von Vitaminpräparaten, also einer Supplementierung, ist jedoch Vorsicht geboten.

Wasserlösliche Vitamine, wie die der B-Gruppe und Vitamin C, kann der Körper nur in geringem Umfang speichern. Überschüsse werden schnell mit dem Harn über die Niere ausgeschieden. Das bedeutet gleichzeitig, dass für einen regelmäßigen Nachschub mit der Nahrung gesorgt werden muss.

Neben den 13 Vitaminen gibt es noch sog. *Vitaminoide* – Substanzen mit Vitamincharakter. Zu diesen vitaminähnlichen Verbindungen zählen z. B. Cholin, Ubichinon, L-Carnitin und Coenzym Q10. Früher wurden sie aufgrund ihrer noch unbekannten Wirkungsweise zu den Vitaminen gezählt. Heute weiß man, dass sie sich von der Gruppe der Vitamine unterscheiden. Beispielsweise kann der Körper sie z. T. in ausreichendem Maße selbst bilden. Typische Mangelerscheinungen sind nicht bekannt.

Mineralstoffe – die Bausteine des Körpers

Ohne Mineralstoffe kann der Organismus genauso wenig existieren wie ohne Vitamine. Mineralstoffe versorgen den Körper zwar ebenfalls nicht mit Energie, sie übernehmen aber wichtige Aufgaben als Bausteine und Regelstoffe im Körper.

Mineralstoffe werden entsprechend ihres Gehalts im Körper in Mengen- und Spurenelemente unterschieden:

- Mengenelemente: Natrium, Kalium, Calcium, Magnesium, Chlor, Phosphor und Schwefel
- Spurenelemente: Eisen, Jod, Fluorid, Zink, Selen, Kupfer, Mangan, Chrom, Molybdän u. a.

Mengenelemente kommen in einer Konzentration von über 50 mg pro kg Körpergewicht vor, *Spurenelemente* finden sich – wie der Name schon sagt – nur in Spuren im Körper (unter 50 mg/kg Körpergewicht). Der Mineralstoff Eisen bildet allerdings eine Ausnahme: Trotz seiner vergleichsweise hohen Konzentration von rund 60 mg pro kg Körpergewicht zählt er zu den Spurenelementen, da er dieser Gruppe aufgrund seiner Funktion näher steht.

Neben den genannten Spurenelemente gibt es noch eine Reihe weiterer Substanzen, die vermutlich zu dieser Gruppe gehören, z. B. Arsen, Nickel, Aluminium, Silizium, Zinn und Vanadium. Ihre Bedeutung für den Körper ist jedoch noch nicht ausreichend erforscht.

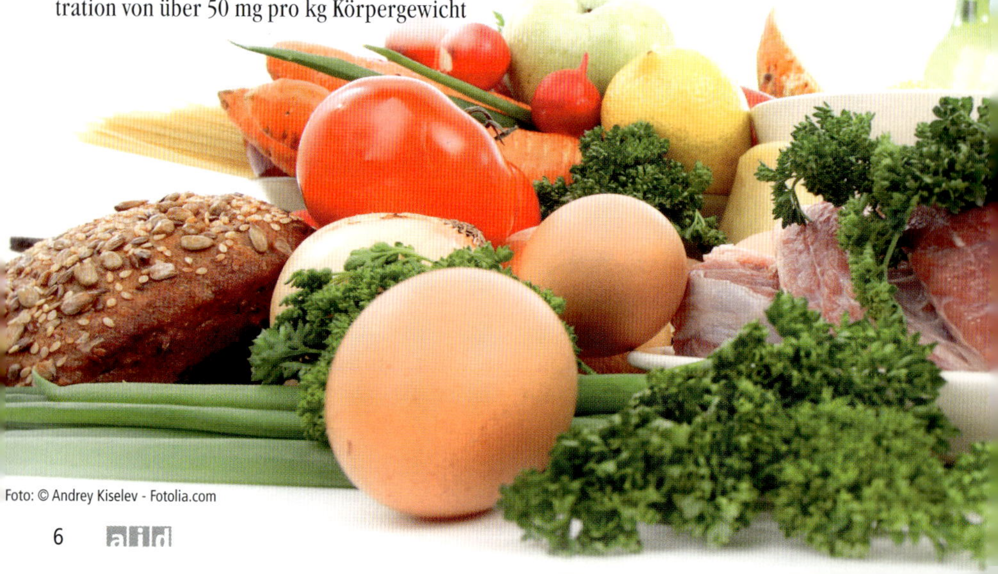

Foto: © Andrey Kiselev - Fotolia.com

Zufuhrempfehlung: Vom Nährstoffbedarf zum Referenzwert

Ob Vitamin oder Mineralstoff – die Versorgung mit jedem einzelnen Nährstoff muss stimmen. Doch wie viel benötigt der Körper von dem jeweiligen Nährstoff, damit alle Stoffwechselvorgänge optimal funktionieren? Hierfür gibt es offizielle Nährstoffempfehlungen. Im deutschsprachigen Raum sind die D-A-CH–Referenz werte das Standardwerk, gemeinsam herausgegeben von den Gesellschaften für Ernährung in Deutschland (DGE), Österreich (ÖGE) und der Schweiz (SGE und SVE). In Anlehnung an die internationalen Länderkennzeichen D (Deutschland), A (Österreich) und CH (Schweiz) wurden sie „D-A-CH-Referenzwerte" genannt. Die *Referenzwerte* geben an, welche Nährstoffmengen der Mensch aufnehmen sollte, um gesund und leistungsfähig zu bleiben. Sie umfassen die Hauptnährstoffe (Proteine, Fette, Kohlenhydrate) sowie Vitamine, Mineralstoffe, Energie, Wasser, Ballaststoffe und Alkohol.

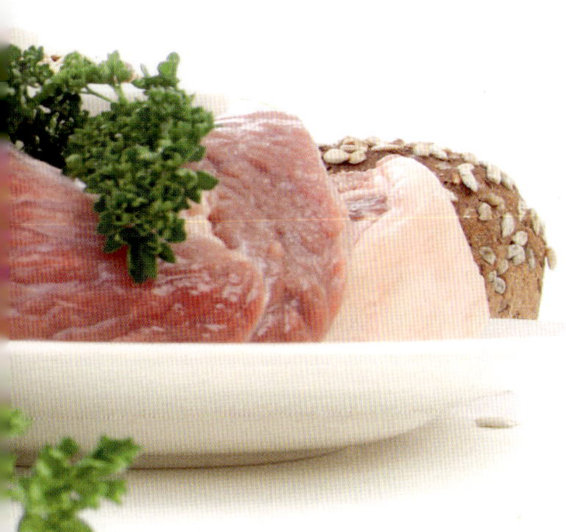

Für die Ermittlung der Referenzwerte gehen die Wissenschaftler zunächst vom *Nährstoffbedarf* aus. Es handelt sich dabei um die Nährstoffmenge, die notwendig ist, um Mangelerscheinungen zu vermeiden. Daten hierfür liefern Studien. Da es sich beim ermittelten Nährstoffbedarf nur um einen Durchschnittswert handelt, erhöht man ihn um 20-30 %. Daher sind die Referenzwerte in der Regel höher als der tatsächliche Nährstoffbedarf. Dieser ist von Mensch zu Mensch und von Tag zu Tag verschieden und hängt von vielen Einflüssen ab. So bestimmen z. B. Alter, Geschlecht, Aktivität und Stoffwechsel den Nährstoffbedarf des Einzelnen. Je nachdem, wie genau der Bedarf eines Nährstoffs bestimmt werden kann, spricht man von Empfehlungen oder Schätzwerten. Für die Mehrzahl der Vitamine und Mineralstoffe werden *Empfehlungen für die Nährstoffzufuhr* ausgesprochen. Diese Empfehlungen decken gemäß ihrer Definition den Bedarf fast aller Personen (nahezu 98 %) einer bestimmten Gruppe der gesunden Bevölkerung. Auf die Einzelperson angewandt ist die empfohlene Zufuhr eine Zielgröße, um die ausreichende Versorgung mit dem jeweiligen Nährstoff annähernd sicherzustellen.

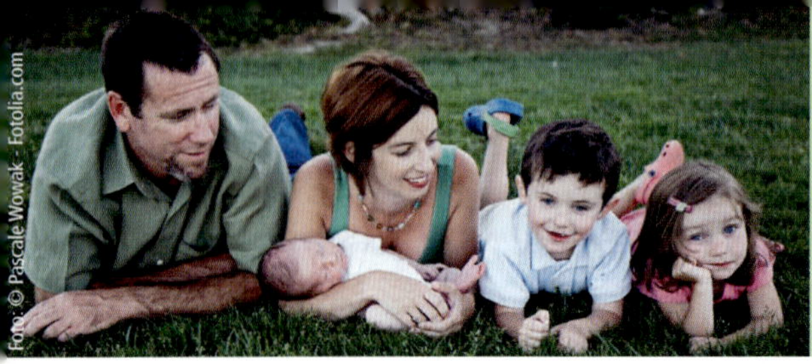

Foto: © Pascale Wowak - Fotolia.com

Bei den Vitaminen E, K, Beta-Carotin, Biotin, Pantothensäure und bei einigen Spurenelementen (Selen, Kupfer, Mangan, Chrom und Molybdän) kann der Bedarf des Menschen noch nicht exakt bestimmt werden. Für diese Nährstoffe wurden *Schätzwerte* festgesetzt. Diese Werte wurden meist aus dem Verzehr gesunder, ausreichend ernährter Personengruppen abgeleitet. Sie geben Hinweise auf eine angemessene und gesundheitlich unbedenkliche Zufuhr. Für Natrium, Chlorid und Kalium existieren Schätzwerte für eine minimale Zufuhr.

Daneben gibt es sog. *Richtwerte*. Wenn aus gesundheitlichen Gründen eine Regelung der Zufuhr zwar nicht innerhalb scharfer Grenzwerte, aber doch in bestimmten Bereichen sinnvoll ist, dienen sie als Orientierungshilfe. Für Fluorid existiert in diesem Sinne eine erwünschte Begrenzung nach unten und für Speisesalz eine solche nach oben.

Die Referenzwerte brauchen nicht jeden Tag erfüllt zu werden. Sie sind vielmehr als *Orientierungswert im Verlauf einer Woche* zu verstehen. Eine Nährstoffzufuhr in Höhe der D-A-CH-Referenzwerte gewährleistet eine angemessene und gesundheitlich unbedenkliche Zufuhr der einzelnen Nährstoffe. Eine Unterschreitung der Referenzwerte führt jedoch nicht automatisch zu einem Mangel, sie macht ihn lediglich wahrscheinlicher. So ist es nicht möglich, den Nährstoffversorgungszustand einer Person zu ermitteln, indem man die berechnete Zufuhr mit dem Referenzwert vergleicht. Um die Nährstoffversorgung tatsächlich beurteilen zu können, sind medizinische Untersuchungen notwendig.
Die D-A-CH-Referenzwerte gelten nur für gesunde Personen. Sobald Krankheiten, Stoffwechselstörungen oder regelmäßiger Medikamenten- bzw. Drogenkonsum vorliegen, kann der Bedarf stark von den Empfehlungen abweichen.

Die Referenzwerte sind in Gewichtseinheiten angegeben, und zwar nach Geschlecht getrennt und nach Lebensalter gestaffelt. Zusätzlich berücksichtigen sie die spezielle Lebenssituation von Schwangeren und Stillenden.
Ein erhöhter Bedarf besteht mit wenigen Ausnahmen erst ab dem vierten Schwangerschaftsmonat.

Was ist ein Äquivalent?

Bei den Vitaminen A, E, Niacin und Folat werden die Referenzwerte in sog. Äquivalenten angegeben. Hierbei handelt es sich um eine Hilfsgröße. Sie erfasst nicht nur das einzelne Vitamin, sondern berücksichtigt auch Vorstufen, Abkömmlinge und Folgeverbindungen dieser Nährstoffe, die im Stoffwechsel aktiv sind. Die verschiedenen Äquivalente sind bei den jeweiligen Vitaminen erläutert.

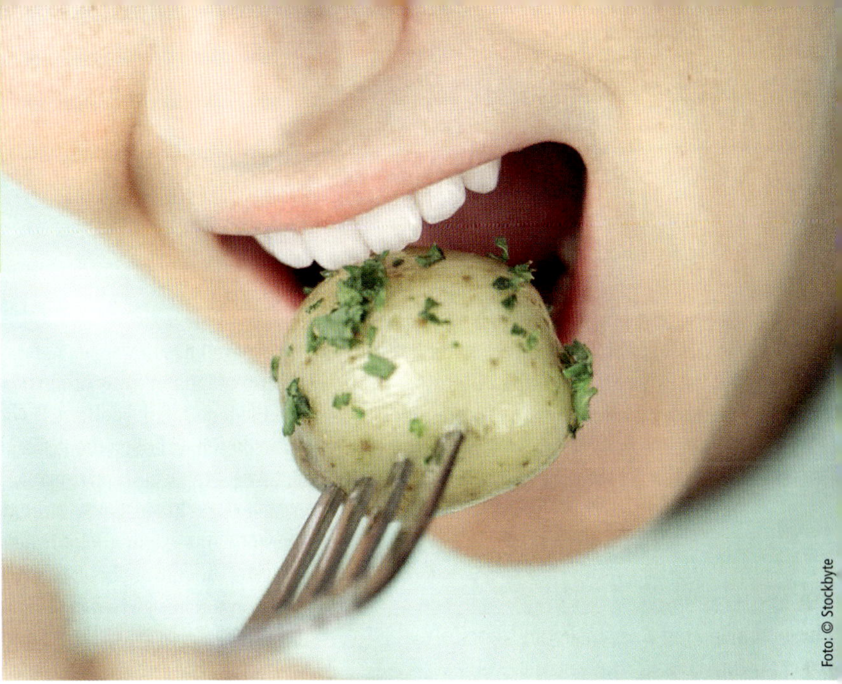

Foto: © Stockbyte

Nährstoffaufnahme: Nur ein Teil erreicht den Zielort

Der Nährstoffgehalt von Lebensmitteln wird durch verschiedene Faktoren beeinflusst. Zudem stehen die mit der Nahrung aufgenommenen Nährstoffmengen dem Körper keineswegs in vollem Umfang zur Verfügung. Denn welche Vitamin- und Mineralstoffmengen an ihrem Zielort im Körper ankommen, ist ebenfalls von einer Vielzahl von Faktoren abhängig.

Lebensmittel

Je nach Sorte, Anbauart, Boden oder Reifezustand schwankt der Vitamin- und Mineralstoffgehalt bei Obst und Gemüse. Bei tierischen Lebensmitteln ergeben sich die Schwankungen auch aufgrund der Fütterung.
Hinzu kommt: Vitamine und Mineralstoffe sind *im Lebensmittel nicht gleichmäßig verteilt.* Im Obst stecken die Vitamine meist direkt unter der Schale, im Getreidekorn befinden sie sich vor allem in den Randschichten. Weißmehl (Type 405) beispielsweise enthält nur die Bestandteile des Mehlkörpers im Inneren des Korns. Bei Vollkornmehl (z. B. Type 1050) dagegen werden auch die äußeren, nährstoffreichen Schichten des Getreidekorns mit vermahlen. Es enthält daher mehr B-Vitamine, mehr Magnesium und Zink und vor allem mehr Ballaststoffe.

Lagerung und Zubereitung

Insbesondere Vitamine werden bereits bei der *Lagerung* und der *Zubereitung* von Speisen verändert (s. S. 25), denn sie sind empfindlich gegenüber Licht, Hitze oder Luftsauerstoff. Je nach Zubereitungsart sowie Lagerdauer und -bedingungen kann es zu erheblichen Verlusten

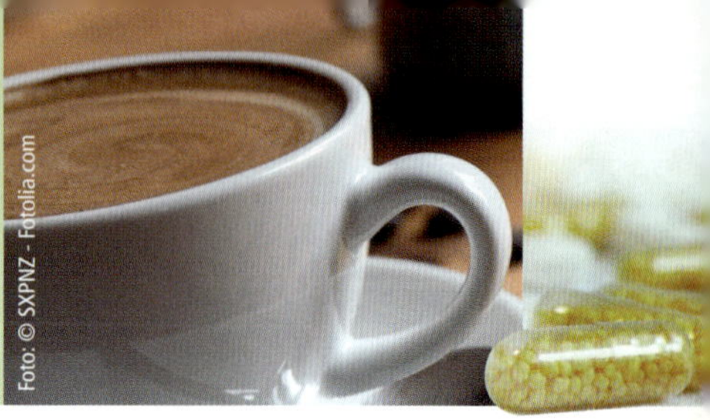

kommen. Mineralstoffe sind gegenüber äußeren Einflüssen weniger anfällig. Allerdings geht ein Teil bei der Zubereitung ins Wasch- oder Kochwasser über und steht dem Körper somit nicht mehr zur Verfügung.

Nährstoffgehalte als Orientierung

Tabellen mit Angaben zum Nährstoffgehalt einzelner Lebensmittel stellen daher immer nur den *durchschnittlichen Gehalt* dar – häufig der rohen Produkte. Sehen Sie diese Angaben daher nicht als absolute Zahl, sondern eher als Orientierung!

Aufnahme in den Körper

Nicht die gesamte Menge an Nährstoffen, die mit der Nahrung aufgenommen wird, gelangt schließlich in den Körper. Zuerst müssen sie noch durch die Darmschleimhaut. Diesen Prozess der Aufnahme nennt man *Resorption.* Sind die Vitamine und Mineralstoffe resorbiert, gelangen sie über das Blut zum jeweiligen Zielorgan, wo sie benötigt werden. Die Aufnahme durch die Darmschleimhaut ist von verschiedenen Faktoren abhängig: Einige Substanzen hemmen sie, andere fördern sie. So werden die fettlöslichen Vitamine A, D, E und K nur in Gegenwart von Fett in den Darm aufgenommen. Die Resorption von Vitamin B_2 wird durch einige Mineralstoffe und Kaffee gehemmt und für die Aufnahme von Vitamin B_{12} ist ein spezielles Transportprotein erforderlich, das im Magen gebildet wird. Eisen und Zink sind generell aus tierischen Lebensmitteln besser verfügbar als aus pflanzlichen. Verschiedene Inhaltsstoffe, z. B. Vitamin C oder Aminosäuren, erhöhen die Resorptionsrate von Eisen; Phytinsäure, Oxalsäure und Tannine verringern sie hingegen. So sind die einzelnen Nährstoffe unterschiedlich für den Körper verfügbar: Bei Chrom beispielsweise liegt die Verfügbarkeit nur zwischen 0,5 und 3 %, bei Selen und Fluorid zwischen 80 und 90 %.

Damit die Resorption effektiv ist, muss zudem die Schleimhaut des Darms intakt sein. Bei Personen, die an *Krankheiten* mit chronischer Veränderung der Darmschleimhaut wie Zöliakie oder Mukoviszidose leiden, ist die Aufnahme von Nährstoffen meist vermindert. Diese Patienten benötigen dann größere Nährstoffmengen. Auch andere chronische

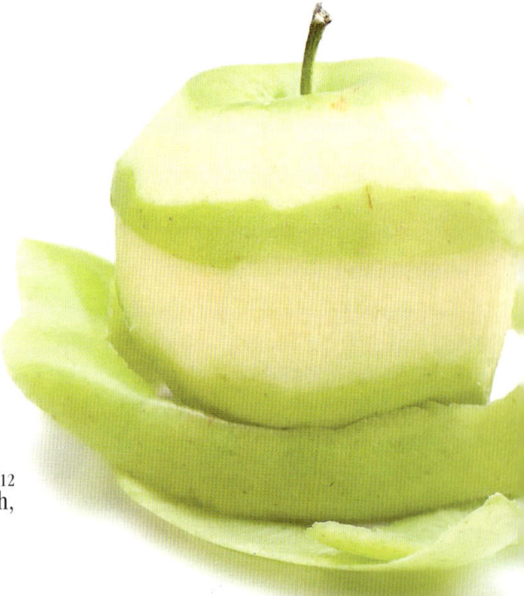

Foto: © Ovidiu Iordachi, shutterstock.de

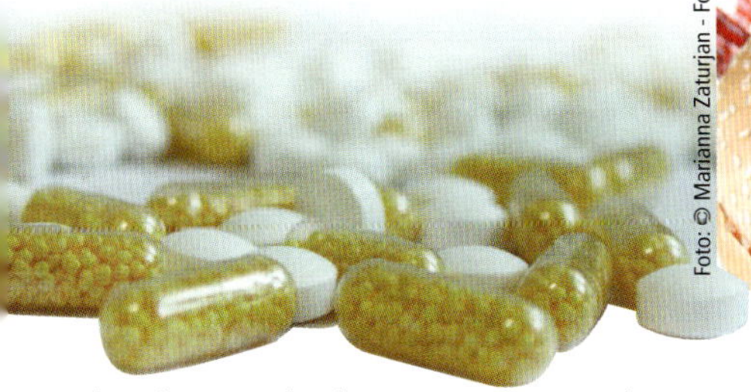

Foto: © Marianna Zaturjan - Fotolia.com

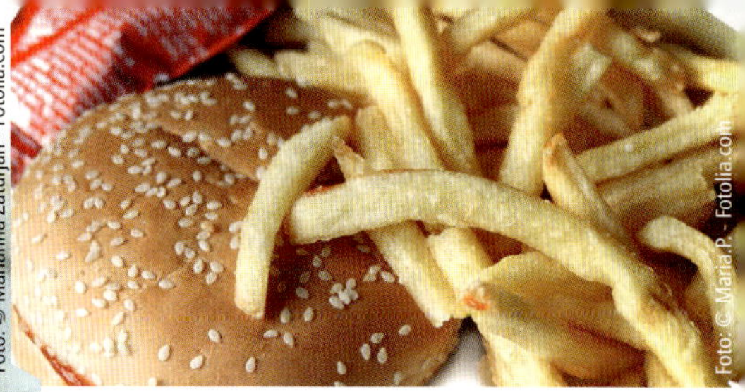

Foto: © Maria.P. - Fotolia.com

Erkrankungen, die den Magen-Darm-Trakt betreffen, können einen erhöhten Bedarf aufgrund einer verminderten Aufnahme mit sich bringen.

Die regelmäßige Einnahme von *Medikamenten* kann den Bedarf einiger Nährstoffe ebenfalls erhöhen. Sie bewirken, dass der Körper entweder größere Mengen des Nährstoffs im Stoffwechsel umsetzt oder dass die Resorption im Darm eingeschränkt ist. So bewirkt z. B. die Anti-Baby-Pille, dass der Körper vermehrt Vitamin D umsetzt und ein höherer Bedarf besteht. Die Einnahme von Antibiotika kann zur Folge haben, dass die Darmschleimhaut nur noch zu einer eingeschränkten Resorption fähig ist.

Nährstoffmangel: Wenn Vitamine und Mineralstoffe zu kurz kommen

Ein Nährstoffmangel kann *alimentär,* also durch die Ernährung, oder *physiologisch,* also durch die Funktionen des Körpers, bedingt sein:

alimentär durch

- Unterernährung
- Fehlernährung

physiologisch durch

- Störung der Darmflora
- eingeschränkte Resorption
- erhöhten Bedarf
- gesteigerten Verlust

Bei einer *Unterernährung* reicht die Nahrungs- und Nährstoffmenge insgesamt nicht aus, um den Bedarf des Körpers zu decken. Klassischerweise tritt ein Vitaminmangel durch Unterernährung in Entwicklungsländern und Krisengebieten auf. Aber auch in Industriestaaten können manche Menschen unterernährt sein, z. B. Obdachlose, Magersüchtige oder Personen, die sich häufig Diäten unterziehen. Darüber hinaus gibt es Menschen, die zwar genügend Energie aufnehmen, aber nicht genügend Nährstoffe, weil sie sich extrem einseitig ernähren. Hier spricht man von *Fehlernährung.* Dies kann bei Personen der Fall sein, die sich überwiegend von Fertigprodukten und Fast Food ernähren, aber auch bei Anhängern von extremen Ernährungsweisen wie Veganern – sie verzichten vollständig auf tierische Lebensmittel.

Wenn die *Darmflora gestört* ist, z. B. in Folge einer Antibiotikatherapie, werden weniger Vitamine und Nährstoffe aus dem Darm in den Körper aufgenommen. Durch Zerstörung der Darmschleimhaut, beispielsweise bei entzündlichen Darmerkrankungen oder der teilweisen Entfernung von Magen oder Darm, steht weniger *Resorptionsfläche* zur Verfügung. Dadurch können nicht alle Nährstoffe im üblichen Umfang aus der Nahrung aufgenommen werden.

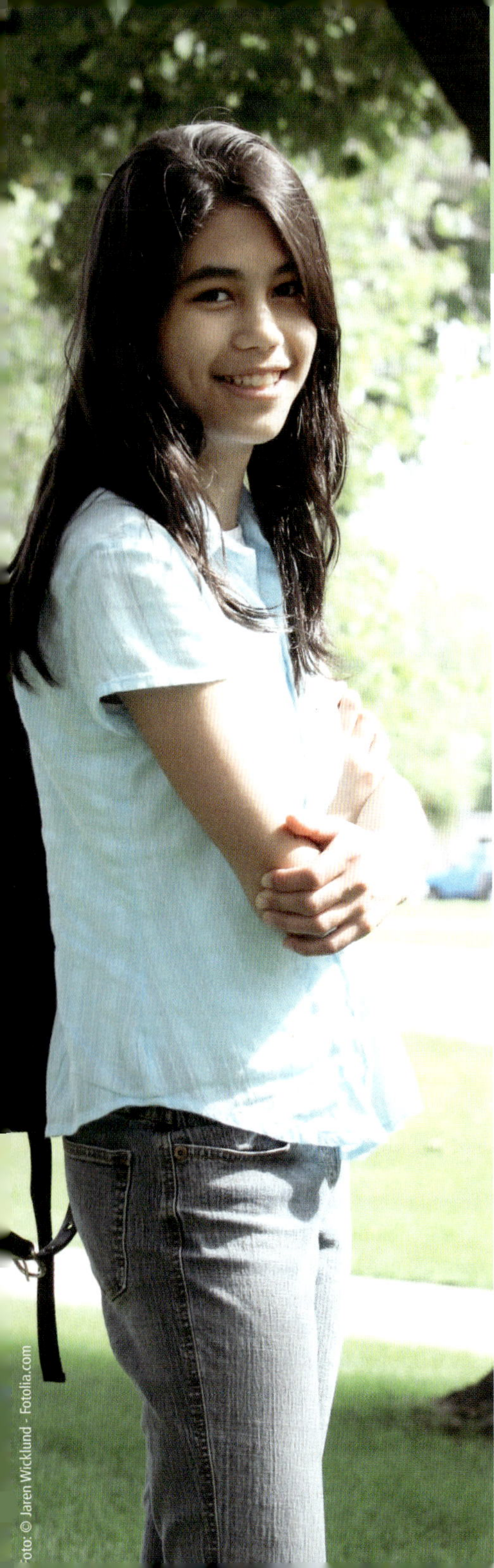

Im Wachstum, während der Schwangerschaft oder Stillzeit sowie bei bestimmten Krankheiten kommt es zu einem *Mehrbedarf* an einigen Nährstoffen. Wird dieser nicht gedeckt, kann ein Mangel entstehen.

Bei bestimmten Nierenerkrankungen ist die *Rückresorption* von Nährstoffen gestört: Sie gehen über den Urin verloren. Auch hier kann es infolge des erhöhten Verlustes zu einem Mangel kommen.

Ist die Vitamin- oder Mineralstoffversorgung des Körpers nur wenige Male nicht ausreichend, treten nicht sofort *Mangelerscheinungen* auf. Der Organismus hat einige Mechanismen zur Verfügung, um Zufuhrschwankungen in gewissem Maße auszugleichen. Abhängig vom Versorgungszustand kann er die Resorptionsrate und die Ausscheidung anpassen. Zudem ist er in der Lage, Nährstoffe aus ihrem Speicher zu mobilisieren. Eine auf Dauer mangelhafte Nährstoffversorgung führt zunächst zu unspezifischen Erscheinungen wie Müdigkeit und Leistungsschwäche, bevor dann in der Folge spezifische Symptome auftreten. Fehlt der Nährstoff über einen längeren Zeitraum völlig, kann es zu irreversiblen Schäden kommen. Ein solch schwerer Mangel kommt in Deutschland aber nur selten vor. Leichte Mangelzustände finden sich weitaus häufiger. Betroffen sind besonders Hochbetagte, aber auch bei anderen Personengruppen kann die Versorgung kritisch sein.

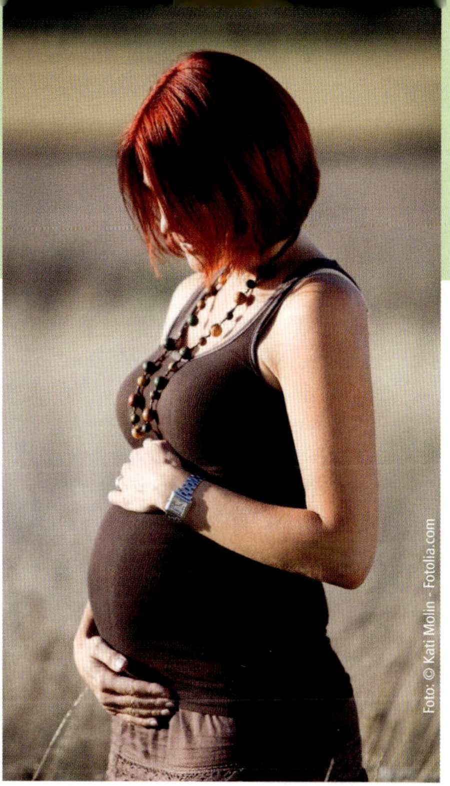

Foto: © Kati Molin - Fotolia.com

Risikogruppen: Wer auf die Nährstoffzufuhr besonders achten sollte

Im Durchschnitt ist die deutsche Bevölkerung ausreichend mit Vitaminen und Mineralstoffen versorgt, ausgenommen Folat und Jod. Das heißt jedoch nicht, dass tatsächlich jeder Einzelne ausreichend versorgt ist. Verschiedene Personengruppen wie Schwangere, Stillende oder Kranke benötigen mehr Nährstoffe und sind daher besonders gefährdet für einen Nährstoffmangel. Andere sollten aufgrund ihrer Lebensumstände oder Ernährungsgewohnheiten, z. B. bei Stress, häufigem Diäthalten oder veganer Kost, genau ihre Nährstoffzufuhr im Blick haben. Sie gehören zu den sog. Risikogruppen.

Schwangere und stillende Frauen müssen besonders auf eine ausreichende Nährstoffversorgung achten. Ihr Körper benötigt mehr Nährstoffe, um das schnell wachsende Kind ausreichend zu versorgen. Die D-A-CH-Referenzwerte geben, falls erforderlich, meist ab dem vierten Schwangerschaftsmonat eine höhere Empfehlung an. Ausnahmen sind Vitamin E, B_{12}, Folat und Jod – hier gilt die höhere Empfehlung bereits ab dem ersten Schwangerschaftsmonat, bei Folat sogar noch früher. Folat ist am Zellwachstum beteiligt und daher für die Entwicklung des Kindes unerlässlich. Frauen, die eine Schwangerschaft planen, sollten daher schon frühzeitig Folsäurepräparate einnehmen, da der hohe Bedarf nicht über die Nahrung gedeckt werden kann.

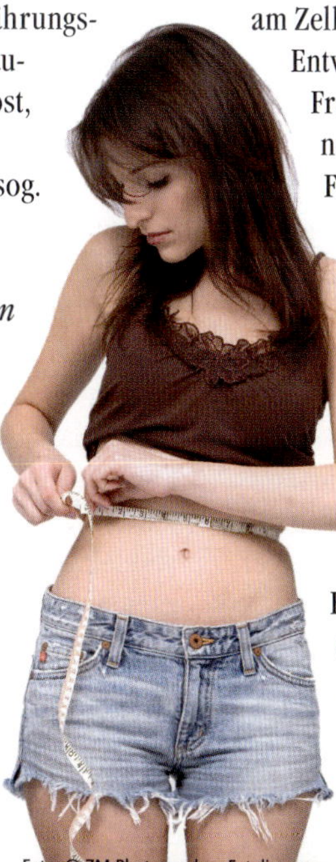

Foto: © ZM Photography - Fotolia.com

Wer wachsen will, braucht Kraft! Darum sind *Kinder und Jugendliche* auf eine optimale Versorgung mit Nährstoffen angewiesen. Gerade Jugendliche, die gerne und oft Fast Food essen, oder junge Mädchen, die auf ihre schlanke Linie achten, sind gefährdet. Hier kann es zu Engpässen bei Eisen, Folat, Vitamin B_6 und Zink kommen.

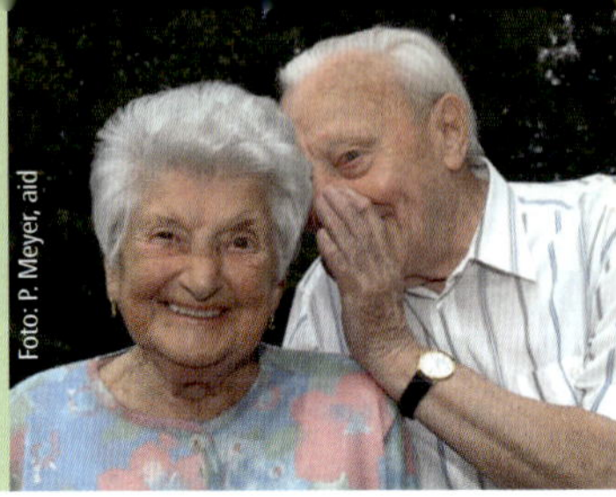
Foto: P. Meyer, aid

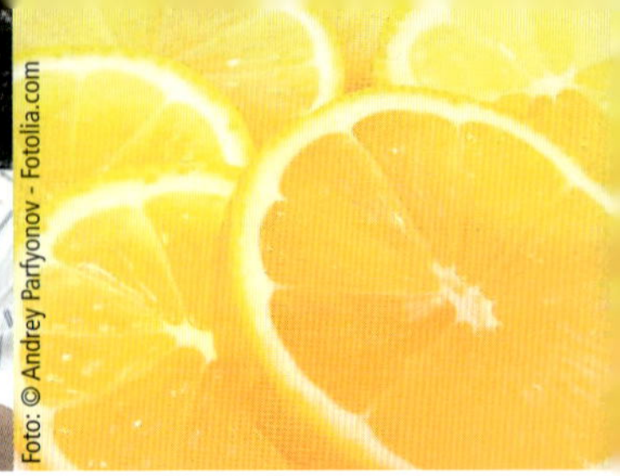
Foto: © Andrey Parfyonov - Fotolia.com

Auch Personen, die einzelne Nahrungsmittelgruppen vollständig meiden, haben ein höheres Risiko für einen Nährstoffmangel. *Vegetarier* beispielsweise verzichten auf Fleisch und Fleischprodukte, manchmal auch auf Fisch und Eier. Wer seine Lebensmittel als Vegetarier bewusst und vielfältig auswählt, kann seinen Bedarf an Nährstoffen zwar optimal decken. Das ist jedoch nicht so einfach. Vor allem die Versorgung mit Vitamin B_{12} ist kritisch. Dieses Vitamin ist lediglich in tierischen Produkten, vor allem in Fleisch, enthalten. Über Milch, Käse und ggf. Eier können Vegetarier aber ausreichend Vitamin B_{12} aufnehmen. Wichtig ist, dass sie ihren Speiseplan reichhaltig gestalten und eine bunte Auswahl an pflanzlichen Lebensmitteln verzehren.
Veganer meiden jegliche tierische Produkte, also auch Milch und Milchprodukte. Neben zu geringen Mengen an Vitamin B_{12} nehmen sie außerdem zu wenig Vitamin D sowie Eisen und Jod auf. Experten raten daher von dieser Ernährungsform ab – sie liefert einige lebenswichtige Nährstoffe in zu geringen Mengen. Vor allem bei Säuglingen, Kindern, Schwangeren und Stillenden können schwere, irreparable Schäden auftreten.

Wer im Alter fit sein will, muss neben körperlicher Bewegung auch auf eine gesunde Ernährung achten. Viele *ältere Menschen* haben weniger Appetit, essen folglich weniger und sind daher gefährdet, einen Nährstoffmangel auszubilden. Problematisch kann bei Hochbetagten, die an mehreren Erkrankungen gleichzeitig leiden, die Versorgung mit B_1, B_6, B_{12}, D, Niacin und Folat sowie Magnesium, Calcium, Eisen, Zink und Selen sein. Für sie ist es besonders wichtig, auf eine hohe Nährstoffdichte zu achten. Das heißt, ihre Speisen sollten bezogen auf den Energiegehalt möglichst viele Nährstoffe enthalten.

Raucher sollten auf ihren Vitamin-C-Spiegel achten, denn sie haben einen um 50 % höheren Bedarf. Durch den Zigarettenrauch nehmen sie große Mengen freier Radikale auf. Vitamin C hilft, diese abzufangen und somit unschädlich zu machen. Gleichzeitig ist die Resorption von Vitamin C bei Rauchern verringert. Die Empfehlung für die Vitamin-C-Zufuhr liegt daher mit 150 mg pro Tag deutlich höher als bei Nichtrauchern.

Darüber hinaus gibt es eine Reihe von *Erkrankungen* wie Magen-Darm- oder Krebserkrankungen und AIDS, die häufig mit einem Nährstoffdefizit einhergehen.

Bei *Leistungssportlern* kann unter Umständen eine Unterversorgung mit Magnesium und Eisen auftreten. Eine Nahrungsergänzung in physiologischer Dosierung zum Ausgleich der Nährstoffmängel ist in diesem Fall sinnvoll.

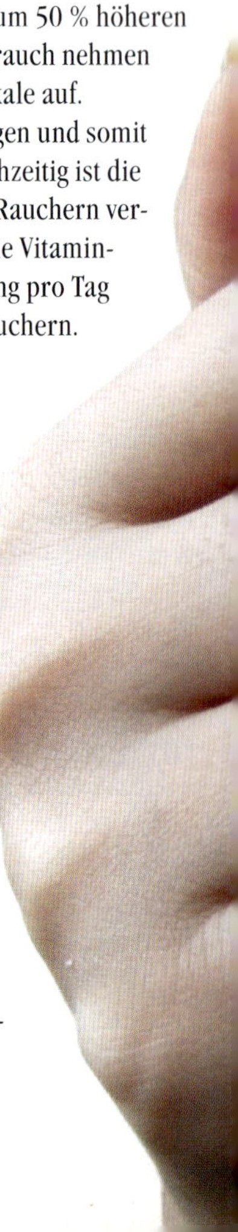

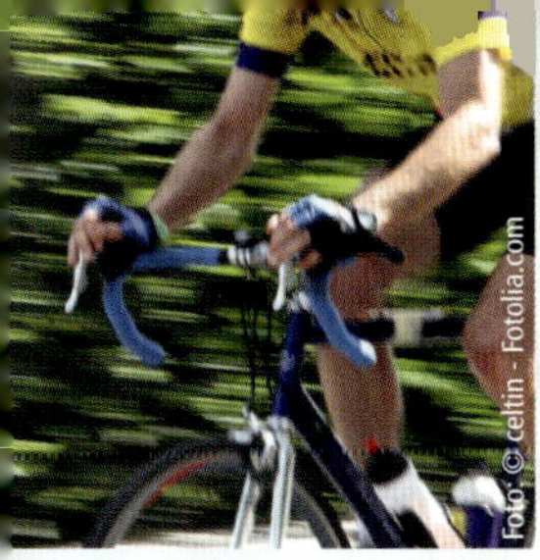
Foto: © celtin - Fotolia.com

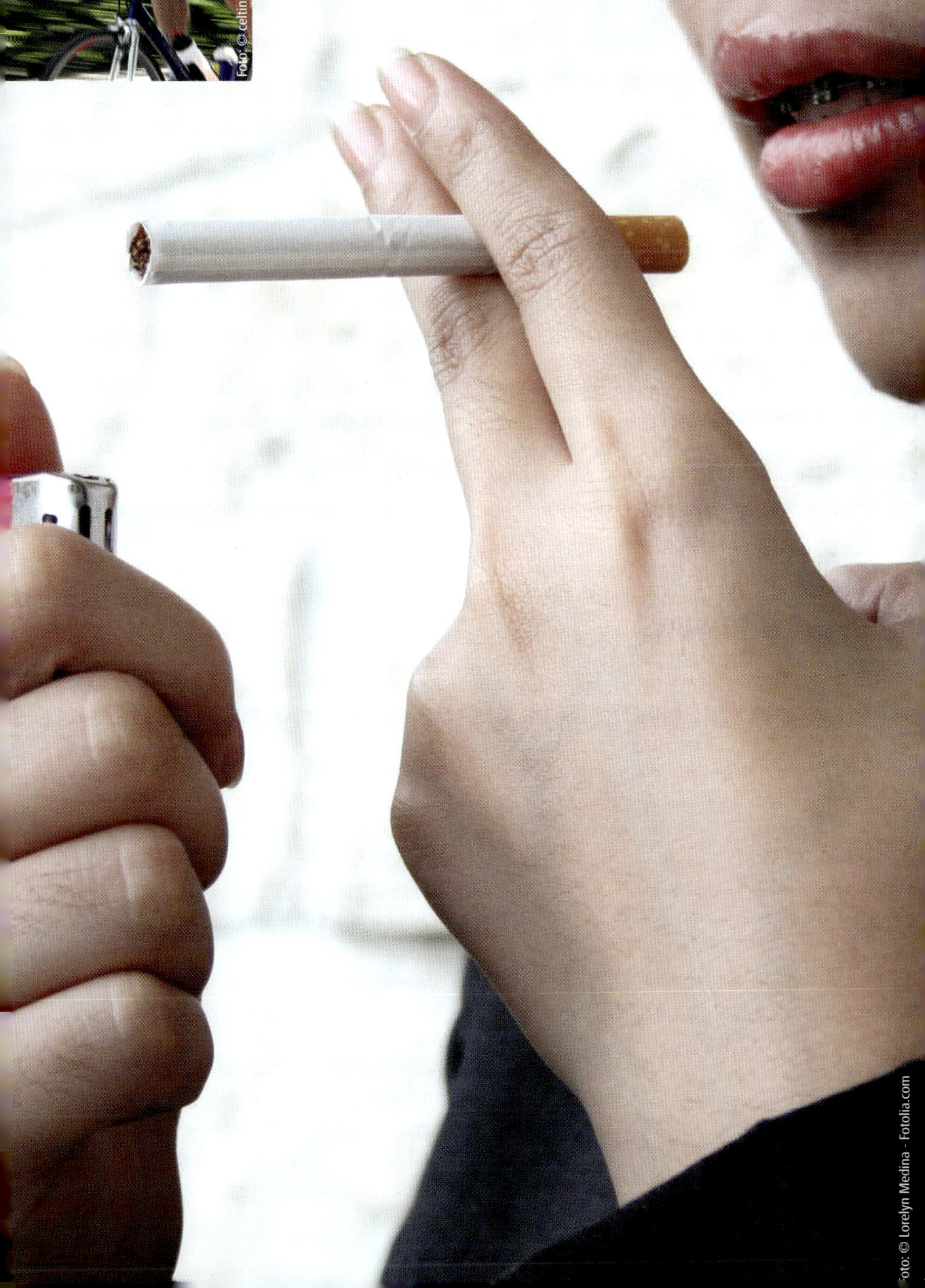
oto: © Lorelyn Medina - Fotolia.com

Eine Frage der Dosis: Vorsicht vor zu viel des Guten

Natürlich ist es für die Gesundheit wichtig, ausreichende Mengen der verschiedenen Vitamine und Mineralstoffe aufzunehmen. Doch gilt hier: Viel hilft nicht immer viel. Eine zu hohe Aufnahme einzelner Substanzen dieser Nährstoffgruppen kann z. T. zu schwerwiegenden *Nebenwirkungen* führen. Die meisten Lebensmittel enthalten zwar keine so hohen Mengen, dass bei einer ausgewogenen Ernährung mit solchen Nebenwirkungen zu rechnen ist. Doch immer mehr Lebensmittel werden mit Nährstoffen angereichert, so z. B. Cornflakes, Margarine, Säfte oder Jogurt. Zudem greifen immer mehr Menschen zu Nährstoffpräparaten. Dies ist jedoch nur in einigen Fällen sinnvoll. Wer sich ausgewogen ernährt, nimmt ausreichend Vitamine und Mineralstoffe auf. Grundsätzlich ist es wichtig zu wissen, ab welcher Menge ein Vitamin oder Mineralstoff schädlich wirkt.

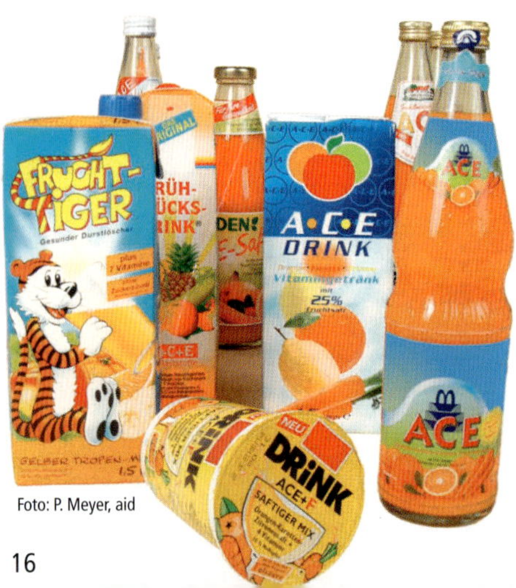

Foto: P. Meyer, aid

Bei einer einmaligen sehr hohen Nährstoffaufnahme kann es *akut* zu Nebenwirkungen kommen. Eine Zufuhr von über 200 mg Vitamin A beispielsweise kann bei Erwachsenen zu Kopfschmerzen, Schwindel und Erbrechen führen. Aber auch eine *chronische*, also eine langfristige Aufnahme zu hoher Vitaminmengen hat unter Umständen negative Folgen: Vitamin A verursacht in diesem Fall Hautveränderungen, Haarausfall oder Wachstumsverzögerungen. Es gibt auch Vitamine, bei denen keine nachteiligen Wirkungen bei hoher Zufuhr bekannt sind. Dies gilt z. B. für Biotin, für die Vitamine B_1 und B_2.

Um Nebenwirkungen vermeiden zu können, gibt es für einige Vitamine und Mineralstoffe *sichere Obergrenzen*, die nicht regelmäßig überschritten werden sollten. Sie geben die Menge an, die auch bei langfristiger täglicher Aufnahme aus allen verfügbaren Quellen wie herkömmlichen Lebensmitteln, angereicherten Produkten sowie Vitamin- und Mineralstoffpräparaten keine Gesundheitsrisiken birgt.

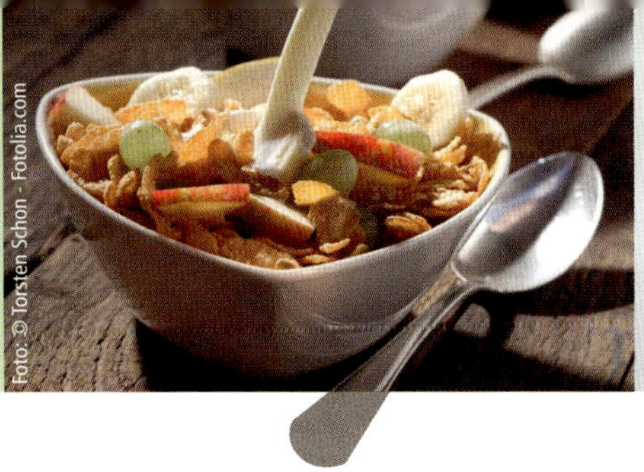

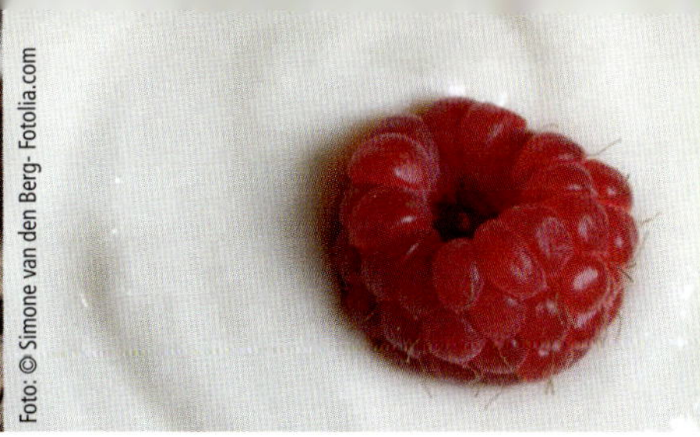

Für 16 Vitamine und Mineralstoffe hat die Europäische Behörde für Lebensmittelsicherheit (EFSA) 2005 diese Obergrenzen festgelegt (Tabelle 1). Für einige Vitamine und Mineralstoffe wurden aus verschiedenen Gründen keine Grenzwerte vereinbart. Die Gründe hierfür sind in Tabelle 2 aufgeführt.

Tabelle 1: Obergrenzen für die tägliche Aufnahme von Vitaminen und Mineralstoffen

Vitamine	Obergrenzen für Erwachsene	Mineralstoffe	Obergrenzen für Erwachsene
Vitamin A	3 mg RÄ*	Fluorid	7 mg
Vitamin D	0,05 mg	Jod	0,6 mg
Vitamin E	300 mg	Kupfer	5 mg
Niacin: Nicotinsäure	10 mg	Molybdän	0,6 mg
Nicotinamid	900 mg	Selen**	0,3 mg
Vitamin B_6	25 mg	Zink	25 mg
Folsäure/Folat	1 mg	Bor	10 mg
		Calcium	2.500 mg
		Magnesium***	250 mg

* Retinoläquivalent, s. S. 28; ** gilt für Selenate, Selenite und Selen aus Lebensmitteln
*** gilt für fertig lösliche Magnesiumsalze in Nahrungsergänzungsmitteln, Wasser und angereicherten Lebensmitteln

Tabelle 2: Nährstoffe ohne Obergrenzen

Nährstoffe	Bewertung
Ohne nachteilige Effekte bei hohen Zufuhrmengen	Biotin, Vitamin B_1, Vitamin B_2
Unzureichende Datenbasis, bei den ermittelten Mengen konnten jedoch keine nachteiligen Wirkungen festgestellt werden	Chrom (1 mg), Vitamin K (10 mg), Vitamin B_{12} (1–5 mg), Zinn (6 mg)
Unzureichende Datenlage, nachteilige Effekte möglich	Vanadium, Pantothensäure (bei Dosierungen im Grammbereich)
Nachteilige Wirkungen ermittelt, allerdings fehlen Studien mit Dosis-Wirkungsbeziehung	Mangan, Beta-Carotin, Vitamin C, Silizium, Eisen, Phosphor, Natrium, Chlorid, Kalium, Nickel

Quellen: European Food Safety Authority: Tolerable upper intake levels for vitamins and minerals. http://www.efsa.europa.eu/de/publications/scientific.html, 2006; Bund für Lebensmittelrecht und Lebensmittelkunde e. V. (BLL): Food Supplements in Europe - Challenges for the Future. Bericht über Konferenz am 20./21. September 2005 unter http://www.bll.de, Rubrik Veranstaltungen

Nahrungsergänzungsmittel: In der Regel überflüssig

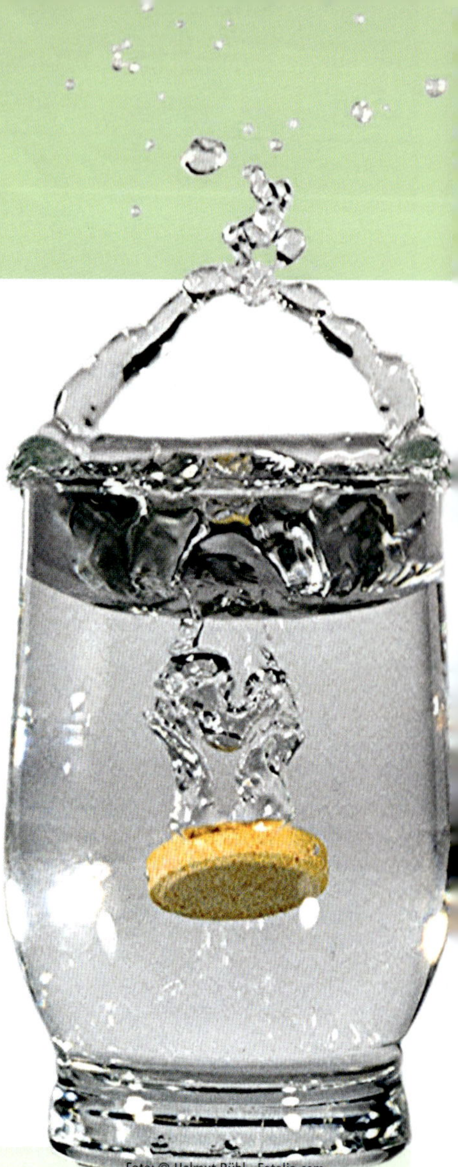
Foto: © Helmut Rühl - Fotolia.com

Gesundheit, Schönheit und ein langes Leben – das versprechen viele Hersteller von Nahrungsergänzungsmitteln. Die Werbung suggeriert, dass der tägliche Vitamin- und Mineralstoffbedarf über herkömmliche Lebensmittel nicht mehr zu decken sei. Zumal angeblich die Lebensmittel heutzutage weniger Nährstoffe enthalten als früher (s. S. 90). So ist es nicht verwunderlich, dass der Markt inzwischen eine unüberschaubare Fülle an Nahrungsergänzungsmitteln bietet und stetig wächst. Erhältlich sind die Produkte über den Lebensmitteleinzelhandel, Discounter, Drogeriemärkte, Reformhäuser, Direkt- oder Strukturvertrieb (sog. Multi-Level-Marketing), Apotheke und das Internet.

Was sind Nahrungsergänzungsmittel?

Nahrungsergänzungsmittel sind rechtlich den Lebensmitteln zugeordnet. Sie werden jedoch „in dosierter Form" wie Arzneimittel als Tabletten, Kapseln oder in Pulverbeuteln angeboten. Nahrungsergänzungsmittel enthalten Konzentrate von Nährstoffen wie Vitamine, Mineralstoffe, Ballaststoffe oder andere Stoffe mit ernährungsphysiologischer Wirkung. Sie sind – wie der Name schon sagt – dazu bestimmt, die allgemeine Ernährung zu ergänzen.

Beispiele für Inhaltsstoffe sind:

- Vitamine: Vitamin C, Vitamin E, Folsäure, Beta-Carotin
- Mineralstoffe: Calcium, Magnesium, Eisen, Zink, Jod, Selen, Chrom

Tatsache ist, dass das Lebensmittelangebot heute so groß wie nie zuvor ist. Wer diese Vielfalt nutzt und sich abwechslungsreich und ausgewogen ernährt (s. S. 21), kann seinen Nährstoffbedarf ohne weiteres mit herkömmlichen Lebensmitteln decken und darüber hinaus ernährungsmitbedingten Krankheiten vorbeugen. Zumal die Lebensmittel neben Vitaminen und Mineralstoffen noch eine Vielzahl weiterer für die Gesundheit wichtige Inhaltsstoffe liefern. Nahrungsergänzungsmittel sind deshalb normalerweise überflüssig.
Es gibt allerdings Ausnahmen. Eine Nahrungsergänzung mit Vitaminen und Mineralstoffen kann sinnvoll bzw. erforderlich sein bei

- bestimmten Erkrankungen
- besonderen Belastungen
- Schwangerschaft und Stillzeit
- chronisch geringer Nahrungszufuhr und
- Nahrungsmittelunverträglichkeiten.

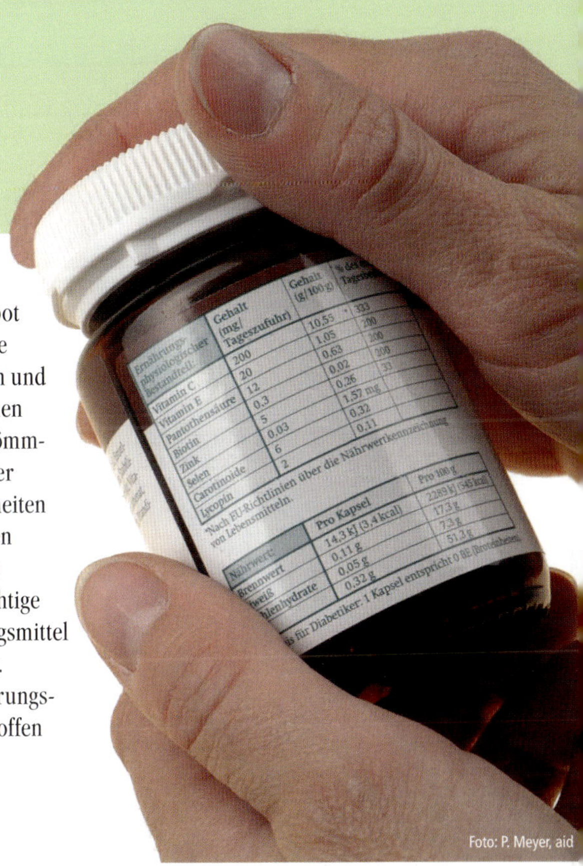

Foto: P. Meyer, aid

Das sollten Sie beim Kauf beachten

- Falls Sie Nahrungsergänzungsmittel einnehmen müssen oder möchten, sollten Sie die Angaben auf dem Etikett und die Preise genau prüfen. Die Präparate sind z. T. äußerst unterschiedlich zusammengesetzt und enthalten sehr verschiedene Mengen an Inhaltsstoffen.
- Kombinieren Sie auf keinen Fall mehrere Nahrungsergänzungsmittel, ohne sich von einer Ernährungsfachkraft, in der Apotheke oder vom Arzt beraten zu lassen.
- Seien Sie vorsichtig, wenn auf der Verpackung eines Präparates keine vollständige Anschrift des Vertreibers oder nur eine Anschrift im Ausland angegeben ist. Soll das Mittel Krankheiten heilen, ist ebenfalls Vorsicht geboten. Denn das ist nur Arzneimitteln vorbehalten.
- Empfehlungen von Ärzten oder Wissenschaftlern sind nicht zulässig, das gilt ebenso für den Vertrieb durch Ärzte.
- Auch beim Verkauf auf Kaffeefahrten hilft gesunde Skepsis. Hier wird oft mit zweifelhaften Wirkungsversprechen und aggressiven Verkaufsmethoden gearbeitet.
- Behörden warnen vor dem Kauf über das Internet oder den Direktvertrieb. Diese Präparate entziehen sich grundsätzlich der staatlichen Kontrolle.

In jedem Fall gilt: Erst informieren, dann schlucken!

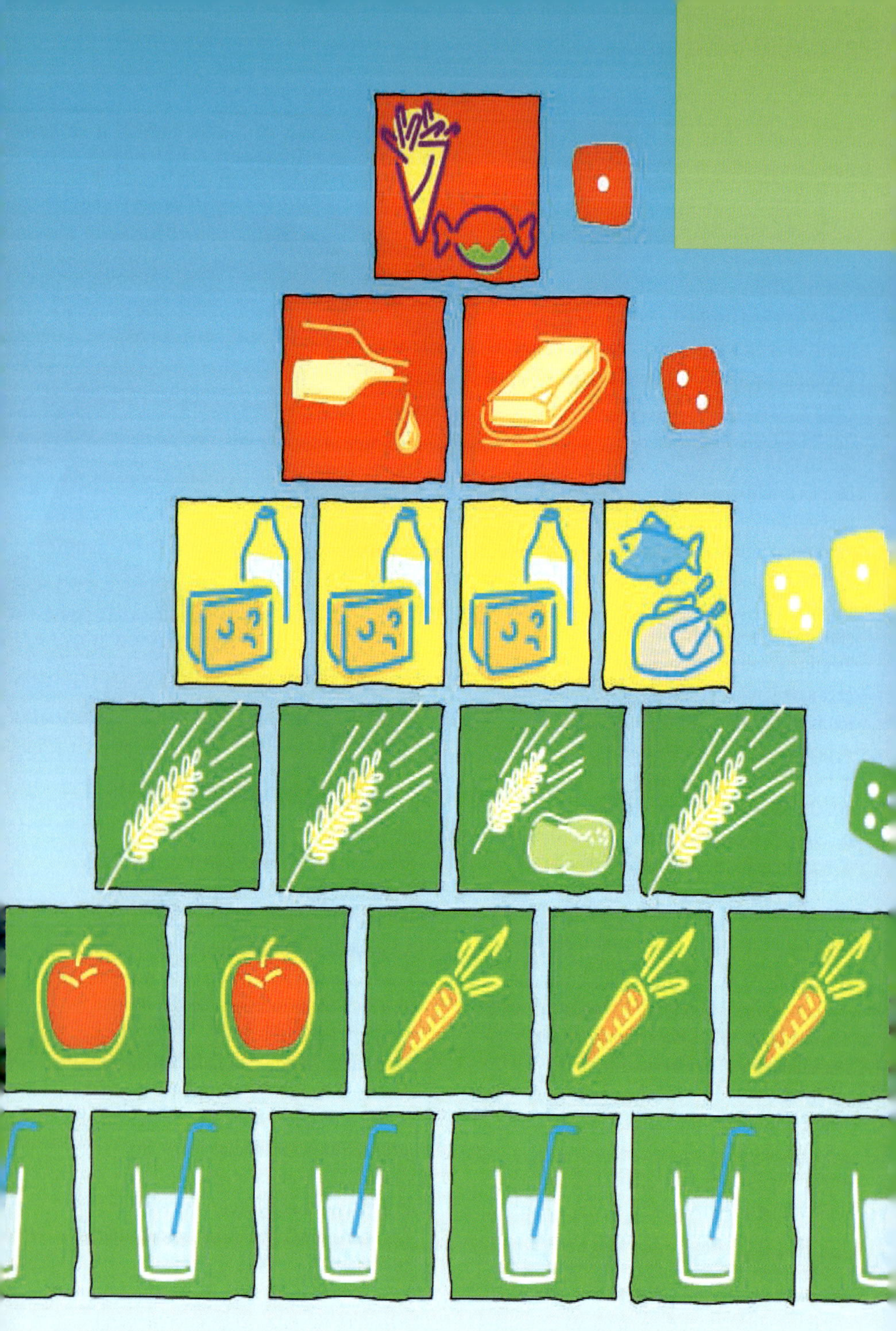

dee: Sonja Mannhardt, © aid infodienst. Foto: P. Meyer, aid

Vitamin- und mineralstoffreich ernähren – kein Problem!

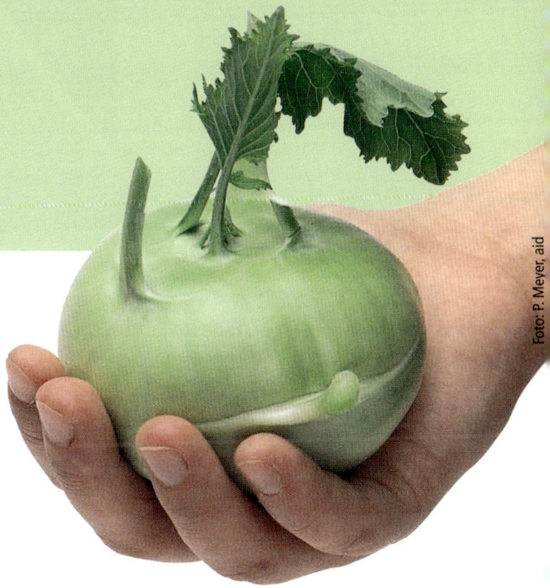

Foto: P. Meyer, aid

Es ist wichtig, dass der Körper mit allen Vitaminen und Mineralstoffen ausreichend versorgt ist, denn keiner dieser Nährstoffe kann den anderen ersetzen. Allerdings liefert – außer Muttermilch – kein Lebensmittel alle lebensnotwendigen Nährstoffe in ausreichender Menge. Deshalb kommt es auf die richtige Zusammenstellung der Lebensmittel an. Und das ist mithilfe der *aid-Ernährungspyramide* nicht schwer! Unterschiedliche Ebenen mit Lebensmittelgruppen, Ampelfarben von rot bis grün sowie Portionsbausteine zeigen, welche Lebensmittel täglich und in welcher Menge gegessen werden sollten. Jedes Kästchen stellt eine Portion dar. Da Kinder und Jugendliche relativ viel Energie verbrauchen, gilt für sie die Getreide-plus-Variante der Ernährungspyramide. Erwachsene, die vorwiegend einer sitzenden Tätigkeit nachgehen oder Personen mit Übergewicht, benötigen weniger Energie. Daher ist für sie die Gemüse-plus-Variante (s. links) sinnvoll. Die beiden Versionen unterscheiden sich durch den Tausch der Ebene Brot, Getreide und Beilagen mit der Ebene Gemüse, Salat und Obst.

Die Basis der Ernährung bilden die *Getränke*. Dazu zählen hauptsächlich Wasser, Kräuter- und Früchtetees sowie stark verdünnte Säfte. Vor allem Mineralwasser kann zur Versorgung mit Mineralstoffen beitragen. Ein mineralstoffreiches Mineralwasser deckt die empfohlene tägliche Zufuhr an Magnesium, Calcium und Natrium zu etwa 20–45 %. Wählen Sie daher bewusst calciumreiches Mineralwasser mit mindestens 150 mg Calcium pro Liter. Achten Sie auch auf den Magnesiumgehalt, er sollte über 100 mg pro Liter liegen.

Fünf Portionen *Obst und Gemüse* am Tag sollten es sein. Dafür steht die Kampagne „5 am Tag“. Wer viel Obst und Gemüse isst, versorgt seinen Körper nicht nur ausreichend mit Vitaminen und Mineralstoffen. Darin enthalten sind auch Ballaststoffe und insbesondere sekundäre Pflanzenstoffe wie Carotinoide, Phytoöstrogene, Flavonoide und Glucosinolate. Die beiden Lebensmittelgruppen haben einen positiven Einfluss auf die Gesundheit und helfen z. B. Krebs vorzubeugen oder vor schädlichen Oxidationen zu schützen.
Eine Portion ist so viel, wie in eine Hand passt. Bei Erwachsenen ist die Portion also größer als bei Kindern.
Entscheiden Sie sich möglichst für Obst und Gemüse der Saison, das keine weiten Transportwege hinter sich hat. Wenn Sie es frisch

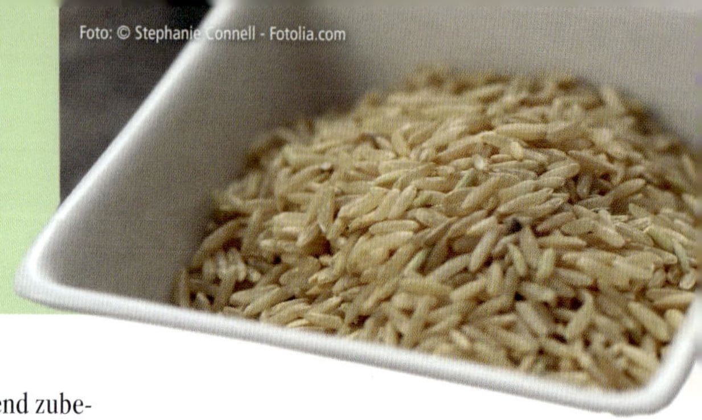
Foto: © Stephanie Connell - Fotolia.com

kaufen, rasch verzehren und schonend zubereiten, bleiben die Nährstoffe weitestgehend erhalten. Das Beispiel zeigt, wie Sie über den Tag verteilt fünf Portionen Obst und Gemüse erreichen können:

Frühstück:
- 1 Glas Orangensaft
- 1 Banane ins Müsli

Mittagessen:
- 1 Salat als Vorspeise
- Erbsen-Möhren-Gemüse als Beilage

Abendessen:
- Salatgurke auf das Käsebrot und dazu einige Radieschen

Bei der Umsetzung hilft Ihnen die folgende Checkliste. Kreuzen Sie einfach an, was Sie schon umgesetzt haben.

Brot, Kartoffeln, Reis und Nudeln liefern wertvolle B-Vitamine und Mineralstoffe wie Magnesium oder Zink, insbesondere wenn sie aus dem vollen Korn sind. Gleichzeitig versorgen sie als Vollkornprodukte den Körper mit Ballaststoffen, welche die Verdauung unterstützen. Wählen Sie daher am besten die Vollkornvariante – für Erwachsene vier Portionen, für Kinder fünf Portionen.

Milch und Milchprodukte sollten ebenfalls täglich auf dem Speiseplan stehen. Hier dürfen es drei Portionen Milch, Jogurt, Quark oder Käse sein. Nutzen Sie die große Angebotsvielfalt bei Milchprodukten, um für Abwechslung zu sorgen. Milch und Milchprodukte enthalten vor allem viel Calcium. Auch Vitamin A und einige B-Vitamine sind enthalten. Bevorzugen Sie die fettarmen Varianten mit 1,5 % Fett.

Checkliste für Ihre Ernährung:
Haben Sie heute schon 5 Portionen Obst und Gemüse gegessen?

☐	1 Portion Obst zum Frühstück, z. B. ein Glas Orangensaft oder eine Hand voll Erdbeeren im Müsli
☐	1 Portion Gemüse oder Salat als Zwischenmahlzeit, z. B. Möhren oder Kohlrabi
☐	1 Portion Gemüse zum Mittagessen, z. B. Spinat, Brokkoli oder Paprika als Beilage
☐	1 Portion Obst als Zwischenmahlzeit, z. B. ein Apfel oder eine Banane
☐	1 Portion Gemüse zum Abendessen, z. B. Tomate, Salatgurke oder Radieschen

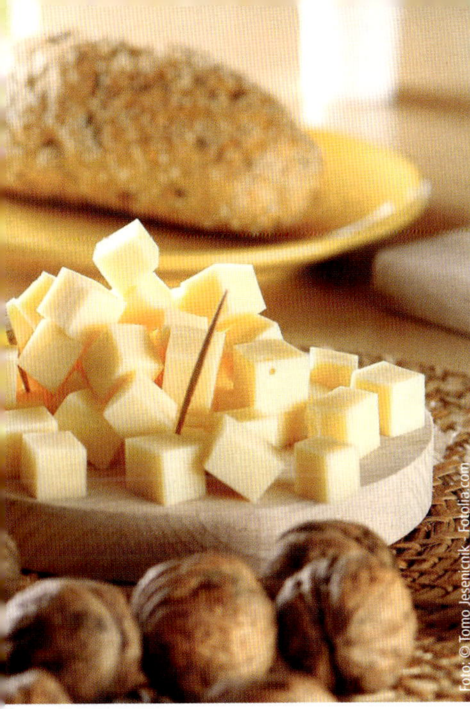

Foto: © Tomo Jesenicnik – Fotolia.com

Fleisch und Fleischprodukte, Eier und Fisch sind wertvolle Nährstofflieferanten, nicht nur für Protein, sondern auch für B-Vitamine, Eisen, Zink und Jod. Fleisch ist insbesondere für die Versorgung mit Eisen und Fisch für die mit Jod sehr bedeutend. Doch eine Portion Fleisch, Wurst oder Eier am Tag reichen. Denn sie enthalten neben wichtigen Nährstoffen auch Fett, Cholesterin und Purine, die u. a. bei der Entstehung von Atherosklerose und Gicht eine wichtige Rolle spielen. Auch hier gilt: Wählen Sie am besten die fettarmen Varianten wie Fleisch ohne Panade, Schinken oder Bratenaufschnitt. Ein bis zwei Portionen Fisch pro Woche anstelle der Fleischportion verbessern die Jodversorgung. Fettreicher Fisch wie Makrele, Hering oder Lachs ist aufgrund der enthaltenen Omega-3-Fettsäuren besonders hochwertig.

Fette und Öle liefern vor allem fettlösliche Vitamine. Diese Lebensmittel sind die wichtigste Quelle für Vitamin E. Verwenden Sie vorzugsweise pflanzliche Fette wie Raps-, Soja-, Walnuss- und Olivenöl. Setzen Sie Fette und Öle sparsam ein: Ein bis zwei Esslöffel Öl und die gleiche Menge Butter oder Margarine am Tag reichen aus.

Süßes und Knabbereien enthalten kaum Vitamine und Mineralstoffe – mit Ausnahme von Salzhaltigem. Aber gerade im Umgang mit Kochsalz ist Vorsicht geboten, s. S. 56. Trotzdem ist Naschen – in Maßen – erlaubt. Eine Hand voll Weingummi, ein Riegel Schokolade oder eine Hand voll Chips sind in Ordnung, müssen aber nicht unbedingt täglich sein.

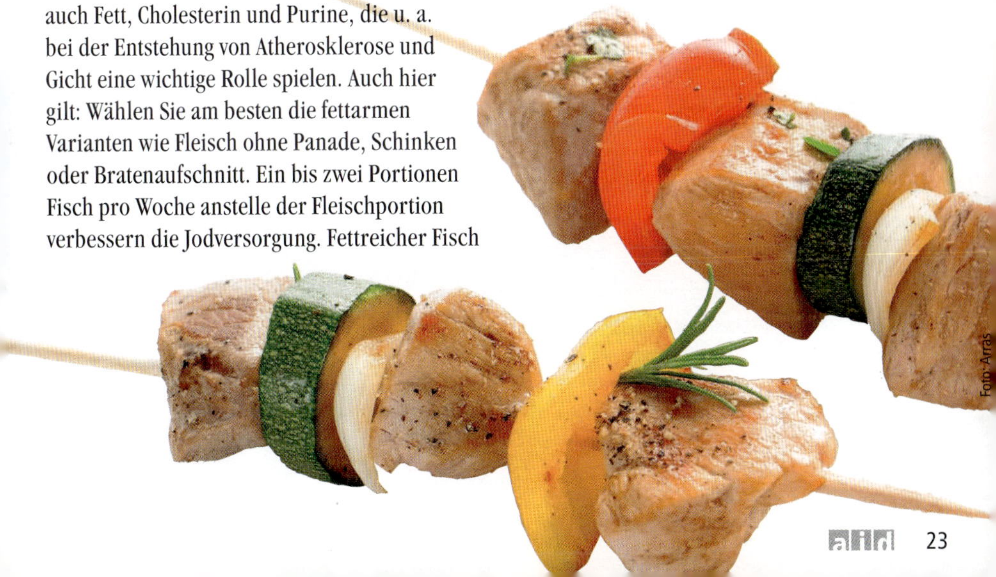

Foto: Arras

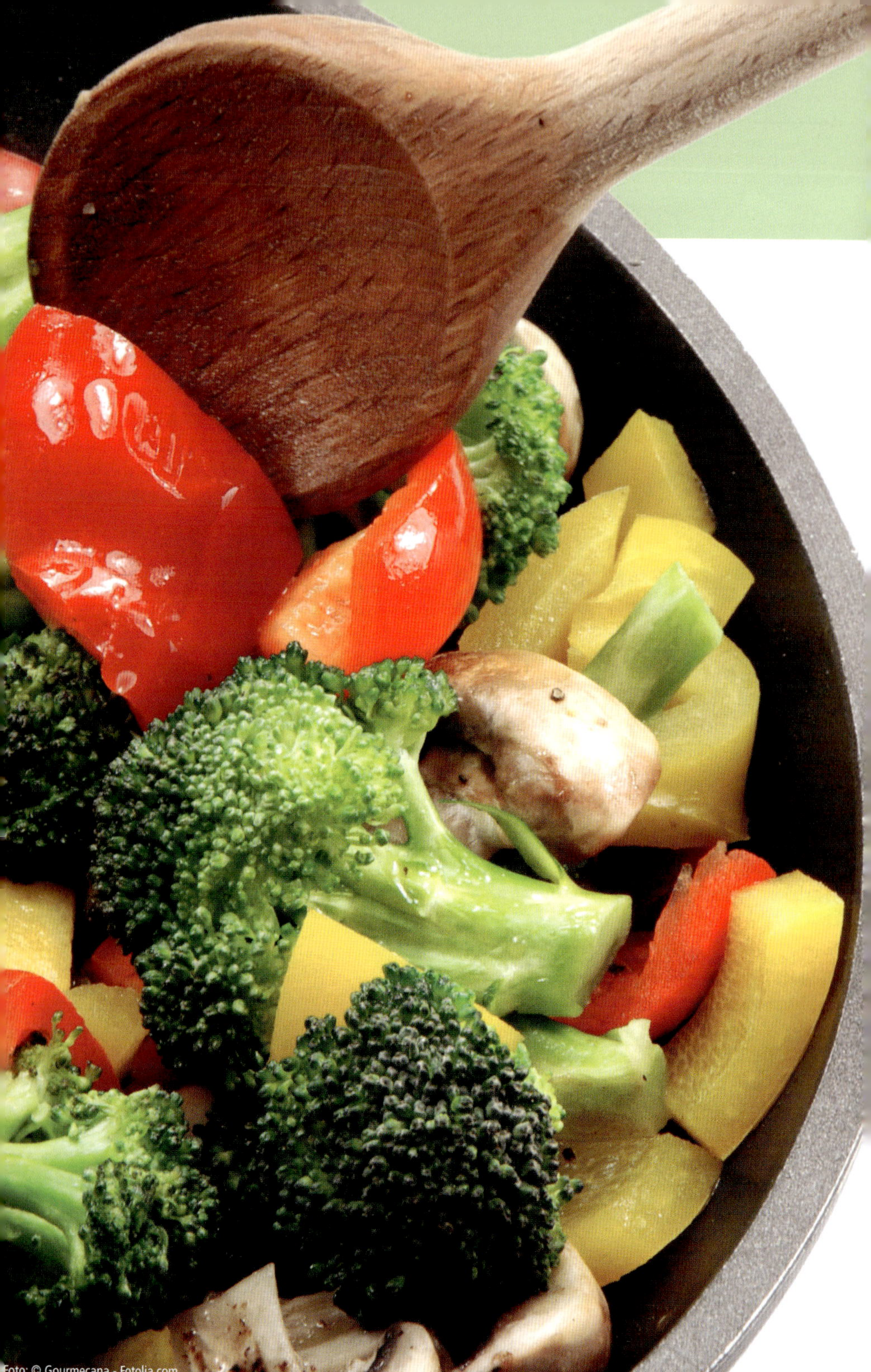
Foto: © Gourmecana - Fotolia.com

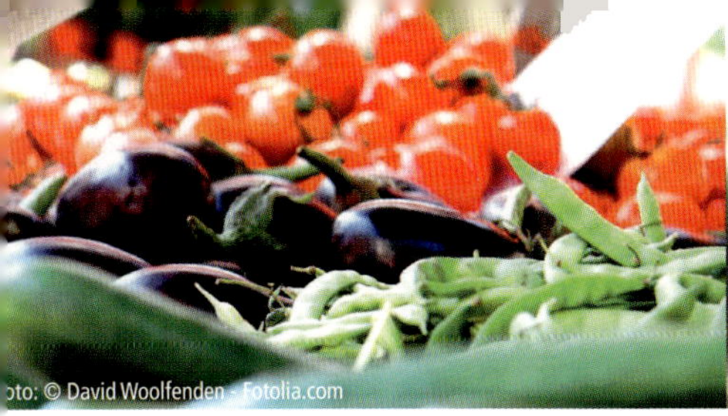

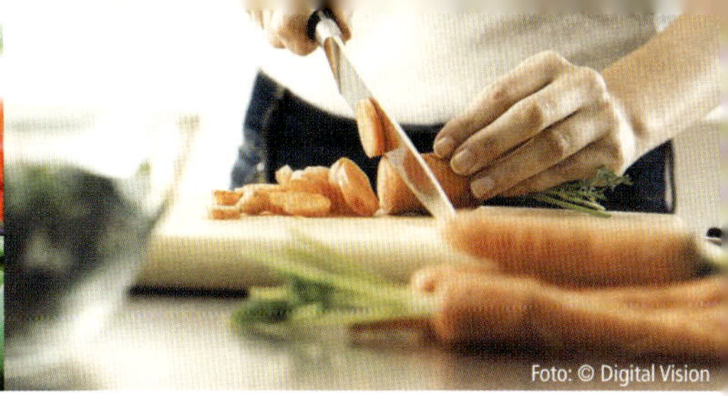

Der gute Umgang: Das schont die Nährstoffe

Vitamine sind sehr empfindlich: Langes Aufbewahren von Lebensmitteln, Kochen in reichlich Wasser und bei zu großer Hitze mögen sie nicht. Im Spinat beispielsweise verringert sich der Vitamin-C-Gehalt nach einem Tag Lagerung im Kühlschrank im Durchschnitt um etwa 27 %, nach zwei Tagen sind es bereits über 40 %. Rund 60 % dieses Nährstoffs werden beim Kochen abgebaut.
Natürlich sind nicht alle Vitamine gleich sensibel. Es gibt einige „Mimosen" wie Folat oder Vitamin B_1, während Niacin und Biotin vergleichsweise stabil sind.

Mineralstoffe sind wesentlich robuster als Vitamine: Hitze und Licht setzen ihnen kaum zu. Allerdings vertragen sie das Wässern bzw. Kochen in viel Wasser schlecht, da sie überwiegend wasserlöslich sind. Die Mineralstoffe gehen beim Garen in die Flüssigkeit über. Der Magnesiumgehalt von Spinat z. B. verringert sich durch das Kochen im Durchschnitt um 40 %, während es beim Dünsten nur etwa 12 % sind.

Wenn Sie Obst und Gemüse mit möglichst vielen wertvollen Inhaltsstoffen genießen möchten, sollten Sie es schonend behandeln. Dies gilt sowohl für die Zubereitung als auch die Lagerung.

TIPPS FÜR DIE ZUBEREITUNG

- Lebensmittel am besten unzerkleinert und so kurz wie möglich waschen, möglichst nicht wässern
- Ungenießbare Pflanzenteile sparsam mit dem Sparschäler oder Küchenmesser entfernen
- Lebensmittel möglichst dünn mit einem Sparschäler oder Schälmesser schälen
- Geschältes Obst und Gemüse sowie zerkleinerte Lebensmittel nicht liegen lassen, sondern rasch weiterverarbeiten
- Kochwasser mitverwenden, z. B. für die Soße oder eine Suppe
- Lebensmittel nur so kurz wie möglich garen, aber so lange wie nötig
- Lebensmittel in möglichst wenig Flüssigkeit garen: Dünsten ist besser als Kochen

TIPPS FÜR DIE LAGERUNG

- Obst und Gemüse möglichst nicht auf Vorrat, sondern immer frisch kaufen
- Vorräte (auch Konserven) und Öl am besten dunkel und kühl lagern
- Für einen längerfristigen Vorrat möglichst Tiefkühlware verwenden, da sie über das ganze Jahr hinweg eine gleichmäßig gute Lebensmittelqualität liefert

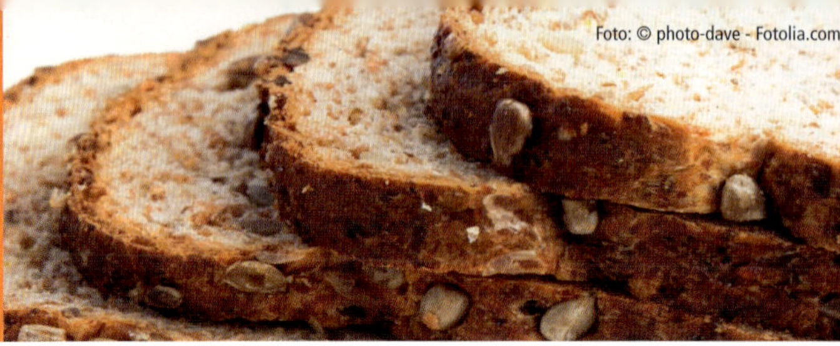

Steckbriefe: Vitamine und Mineralstoffe von A–Z

Auf den folgenden Seiten finden Sie in den Steckbriefen die wichtigsten Informationen zu den einzelnen Vitaminen und Mineralstoffen. Zunächst werden die fettlöslichen, dann die wasserlöslichen Vitamine beschrieben. Bei den Mineralstoffen finden Sie die Mengenelemente vor den Spurenelementen. Die Inhalte sind übersichtlich auf je zwei Seiten zusammengefasst und systematisch dargestellt. Dies ermöglicht ein gezieltes Nachschlagen des jeweiligen Nährstoffs – wie im Lexikon.

Die Empfehlungen für die tägliche Zufuhr beruhen auf den D-A-CH-Referenzwerten. Welche Lebensmittel diese Empfehlungen in welchem Umfang decken, zeigen Ihnen die Abbildungen. Die Angaben beziehen sich jeweils auf eine Portion, damit Sie die Mengen besser einschätzen können. Die Daten wurden für eine männliche Person im Alter zwischen 25 und 50 Jahren berechnet und die Nährstoffgehalte dem Buch „Der kleine Souci-Fachmann-Kraut – Lebensmittel für die Praxis", herausgegeben von der Deutschen Forschungsanstalt für Lebensmittelchemie (3. Auflage, 2004), entnommen.

Auf S. 86 und 87 sehen Sie eine kurze Zusammenfassung der wichtigsten Daten zu den Vitaminen und Mineralstoffen. Diese Übersicht eignet sich als Kopiervorlage, die Sie sich z. B. an eine Pinnwand in der Küche stecken oder in der Ernährungsberatung oder der Schule einsetzen können.

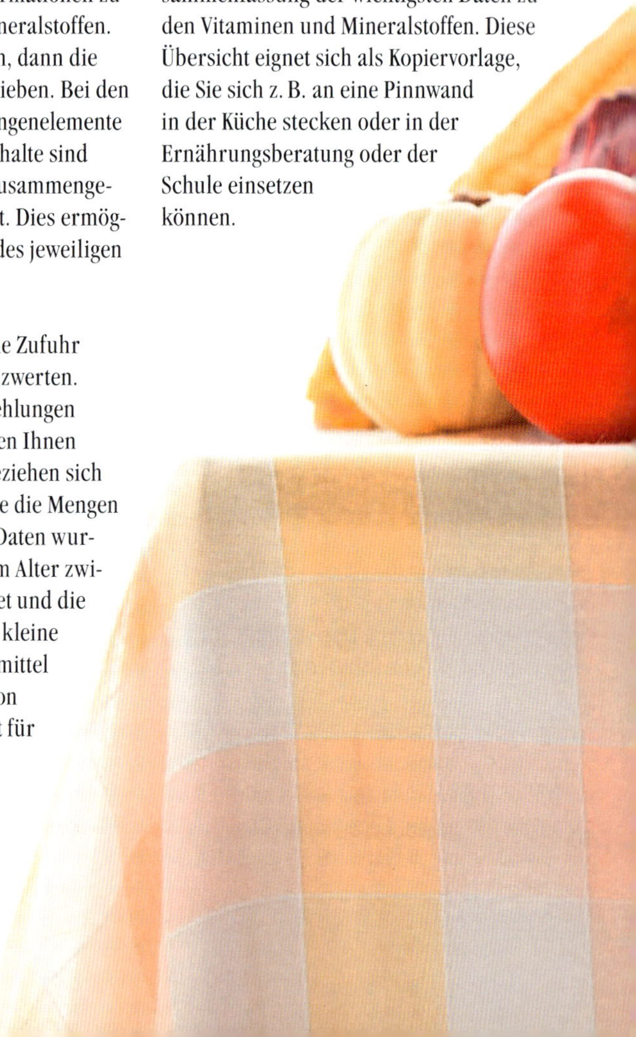

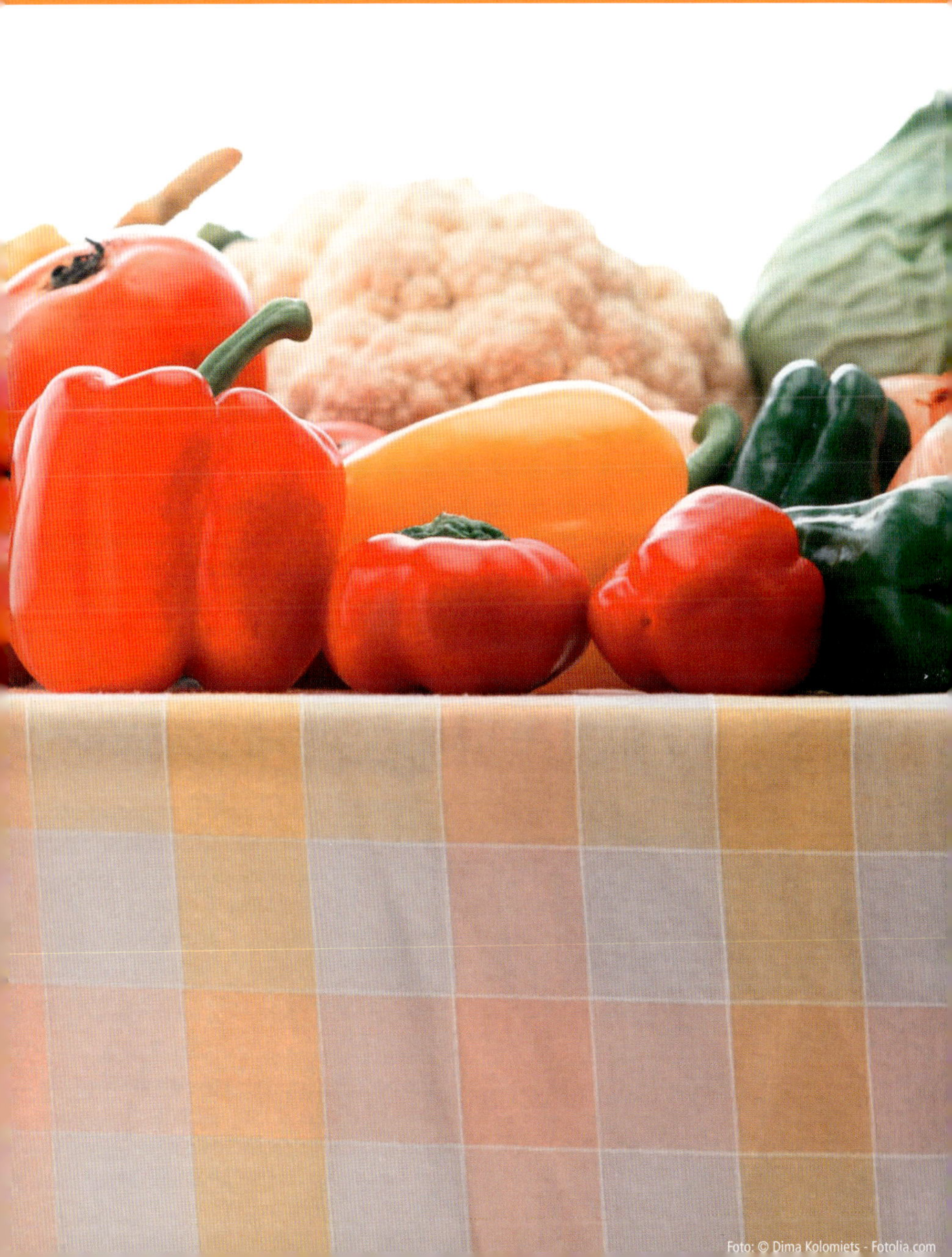

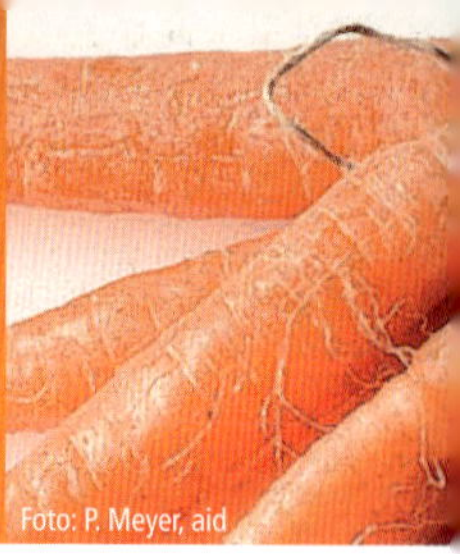
Foto: P. Meyer, aid

Vitamin A (Retinol), Beta-Carotin

Funktion

Vitamin A ist beteiligt an

- Sehvorgang
- Wachstum
- Fortpflanzung
- Aufbau von Haut und Schleimhäuten
- Immunsystem

Empfohlene Zufuhr

Männer: 1,0 mg Retinol-Äquivalent pro Tag
Frauen: 0,8 mg Retinol-Äquivalent pro Tag
Schwangere: 1,1 mg Retinol-Äquivalent pro Tag
Stillende: 1,5 mg Retinol-Äquivalent pro Tag

Besonderheit: Zu Vitamin A zählen neben der Substanz Retinol auch verschiedene weitere Verbindungen mit Vitamin-A-Wirksamkeit. Außerdem kann der Körper Vitamin A aus einigen Carotinoiden selbst herstellen. Carotinoide sind in pflanzlichen Lebensmitteln enthalten. Am weitesten verbreitet ist das Beta-Carotin, auch Provitamin A genannt. Damit diese Verbindungen alle berücksichtigt werden, wird die Empfehlung für die Zufuhr in Äquivalent angegeben. 1 mg Retinol-Äquivalent entspricht z. B. 1 mg Retinol oder 6 mg all-trans-Beta-Carotin.

Gute Quellen

Vitamin A: tierische Lebensmittel, vor allem in Leber, Butter und Käse

Beta-Carotin: Obst und Gemüse, insbesondere in intensiv gefärbten Arten wie Möhren, Paprika und grünem Blattgemüse

Verfügbarkeit

Vitamin A und Beta-Carotin sind empfindlich gegenüber Hitze und Licht. Die Lebensmittel sollten daher möglichst kurz gekocht und dunkel gelagert werden. Beta-Carotin wird in den Zellen von Obst und Gemüse gespeichert und kann deshalb nur optimal vom Körper aufgenommen werden, wenn die Zellen vor dem Verzehr zerstört werden. Dies geschieht durch Zerkleinern, Dünsten, Blanchieren oder Entsaften. Außerdem fördert Fett die Aufnahme von Vitamin A in den Körper. Beta-Carotin kann auch ohne Fett aufgenommen werden, allerdings weniger effektiv.

Versorgungslage

Die deutsche Bevölkerung nimmt ausreichend Vitamin A auf. In den westlichen Industrienationen tritt ein Vitamin-A-Mangel extrem selten auf, in Entwicklungsländern ist er allerdings weit verbreitet.

Mangel

Eine unzureichende Vitamin-A-Versorgung kann bei Veganern (Personen, die auf tierische Lebensmittel verzichten) und Stillenden sowie bei einer gestörten Fettverdauung auftreten. Eine massive Unterversorgung mit Vitamin A

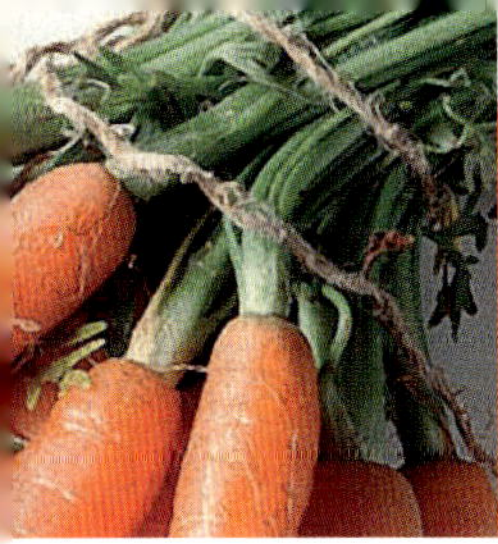

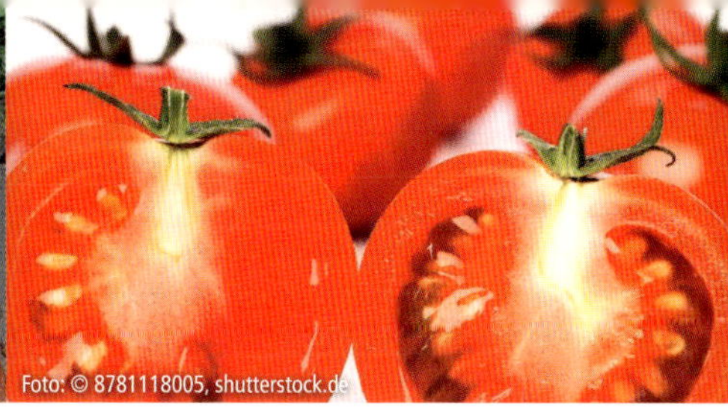

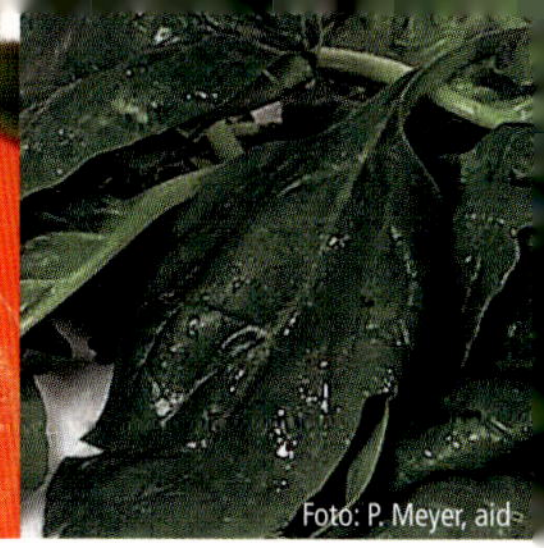

führt zur Austrocknung von Haut (Schuppenbildung) und Schleimhäuten. Außerdem besteht ein höheres Risiko für Atemwegserkrankungen. Ein lang anhaltender Vitamin-A-Mangel hat die Erblindung zur Folge.

Überversorgung

Zu einer Überdosierung kommt es nur durch eine zu hohe Aufnahme von Vitamin A selbst, nicht durch Beta-Carotin. Denn der Körper speichert Vitamin A und wandelt Beta-Carotin nur bei Bedarf in Vitamin A um.
Symptome sind:

- Kopfschmerzen
- Übelkeit
- Haarausfall
- Wachstumsverzögerungen bei Kindern
- Missbildungen des Embryos bei Schwangeren

Vorsicht: Schwangere sollten zu Beginn der Schwangerschaft auf die Einnahme von Vitamin A mit Medikamenten oder Vitaminpräparaten sowie auf den Verzehr von Leber verzichten, da eine zu hohe Vitamin-A-Aufnahme den Embryo schädigen kann.

So können Sie die Empfehlung für die tägliche Vitamin-A-Zufuhr decken:

- 1 Portion Grünkohl (140 g) oder
- 1 mittelgroße Möhre (80 g) oder
- 1 Portion Spinat (140 g)

TIPP

- Karotten, Tomaten, Paprika oder Brokkoli zusammen mit etwas Fett essen, z. B. Salatöl oder Butter auf einer Scheibe Brot; dann kann der Körper Vitamin A und die Provitamine besser verwerten
- Karotten zerkleinern, z. B. in Stifte oder raspeln, und dünsten, damit Beta-Carotin besser aufgenommen wird

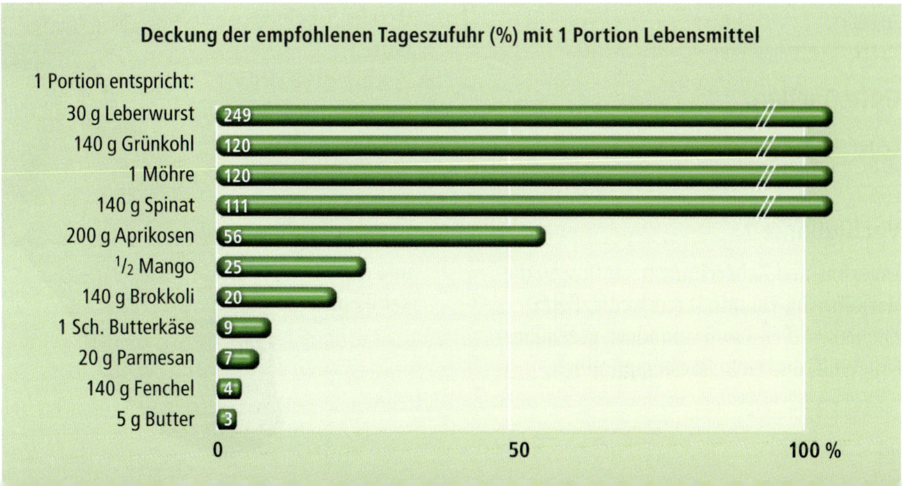

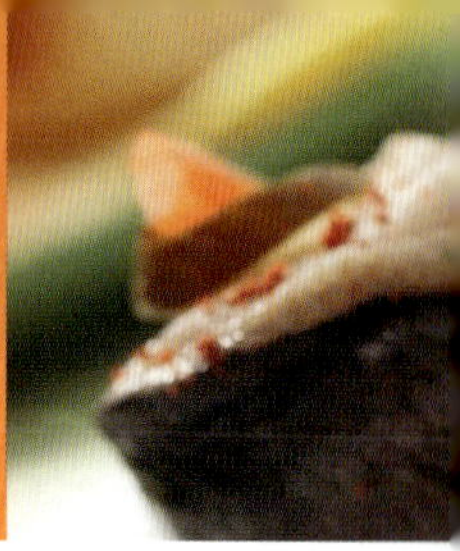

Vitamin D (Calciferole)

Funktion

Vitamin D
- sorgt für einen gesunden Skelettaufbau bei Kindern
- erhält im Erwachsenenalter die Knochen und schützt vor Osteoporose
- ist Vorstufe von hormonartigen Substanzen
- verbessert die Calciumaufnahme im Darm
- ist am Calcium-Stoffwechsel beteiligt

Empfohlene Zufuhr

Erwachsene bis 65 Jahren: 5 µg pro Tag,
ab 65 Jahren: 10 µg pro Tag
Schwangere und Stillende: 5 µg pro Tag

Besonderheit: Vitamin D kann der Körper mithilfe von Sonnenlicht in der Haut selbst bilden. Darum ist der Mensch nicht unbedingt auf die Zufuhr aus der Nahrung angewiesen. Im Alter nimmt diese Fähigkeit ab, deshalb haben Personen ab 65 Jahren einen höheren Bedarf.

Gute Quellen

Leber, Eier, fettreiche Fische, Pilze

Verfügbarkeit

Lagerung und Zubereitung beeinflussen die Wirkung von Vitamin D nur wenig. Beim Kochen wird es kaum verändert, gegenüber Sauerstoff und Licht ist es empfindlich.

Versorgungslage

Der Vitamin-D-Bedarf wird hauptsächlich über die körpereigene Bildung gedeckt.
Lebensmittel spielen hierbei eher eine untergeordnete Rolle. Die Versorgung kann allerdings je nach Klima, Lebensweise, Alter oder Rasse kritisch sein.

Mangel

Ein Vitamin-D-Mangel tritt vor allem bei Personen auf, die wenig an der frischen Luft sind bzw. deren Haut nicht mit Sonnenlicht in Kontakt kommt. Dazu zählen bettlägerige Menschen, Säuglinge, die in Wintermonaten geboren wurden, oder Musliminnen, die sich verhüllen.
Bei Kindern im Wachstum kommt es zu einem gestörten Knochenaufbau, der sog. Rachitis. Symptome sind:
- weiche Knochen, die zu den typischen O- oder X-Beinen führen
- erschwertes Erlernen von Sitzen und Gehen bei Kindern
- schmerzhafte Krämpfe der Hände, Füße und des Kehlkopfes

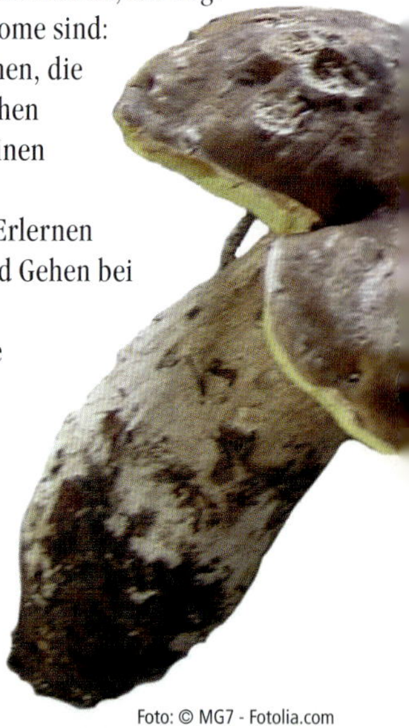

Foto: © MG7 - Fotolia.com

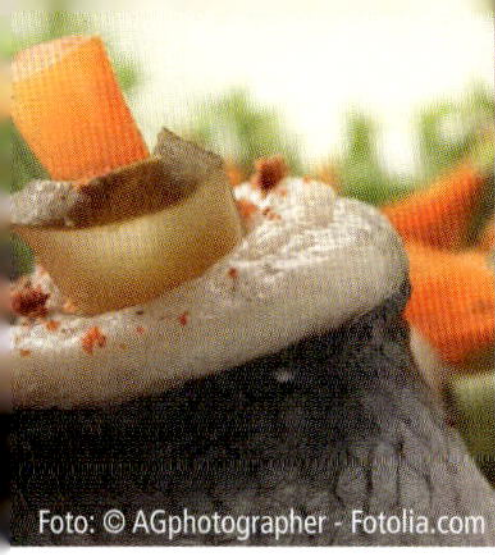

Foto: © AGphotographer - Fotolia.com

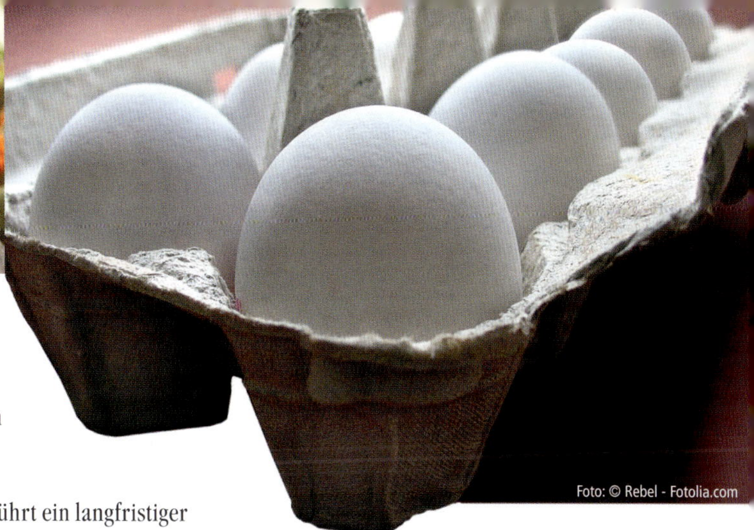

Foto: © Rebel - Fotolia.com

- Atemschwierigkeiten
- Übelkeit
- Schüttelkrämpfe

Im Erwachsenenalter führt ein langfristiger Vitamin-D-Mangel zur Osteomalazie (Knochenerweichung). Folgen sind ein erhöhtes Bruchrisiko an Armen und Beinen sowie die Verformung von Becken, Brustkorb, Armen und Beinen.

Überversorgung

Eine Vitamin-D-Überversorgung durch Sonneneinstrahlung ist nicht möglich. Nur eine zu hohe Zufuhr über die Nahrung führt zu Symptomen:

- stark erhöhter Calciumspiegel im Blut, der zu schweren Organschäden führen kann
- häufiges Wasserlassen
- Durst
- Übelkeit und Erbrechen
- Nierensteine und Nierenversagen

So können Sie die Empfehlung für die tägliche Vitamin-D-Zufuhr decken:

- 1 Portion Makrele, Heilbutt oder Lachs (jeweils ca. 150 g) oder
- 1 Ei und eine Portion Steinpilze (140 g)

TIPP

- Neben Fisch öfters mal Speisepilze mit einplanen – sie liefern wenig Kalorien, aber relativ viel Vitamin D
- Reichlich im Freien bewegen, das fördert die Bildung von Vitamin D in der Haut
- Im ersten Lebensjahr sind Vitamin-D-Tabletten für Säuglinge empfehlenswert zur Vorbeugung von Rachitis (Knochenerweichung)

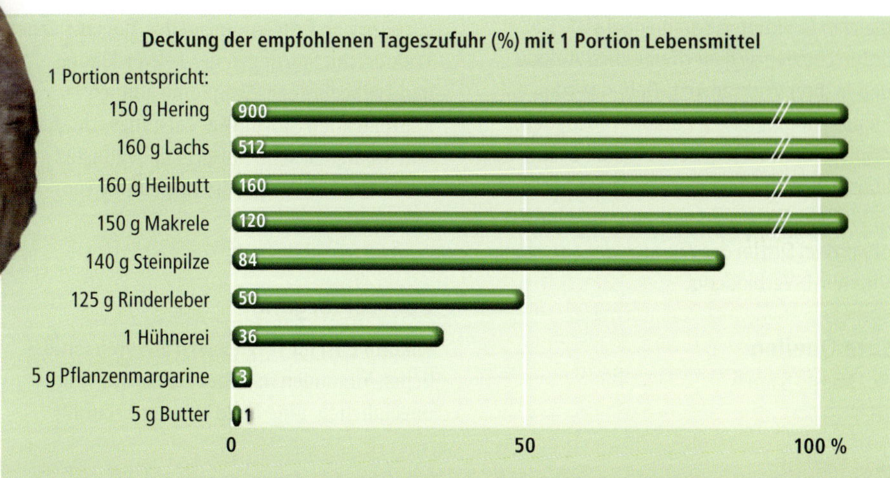

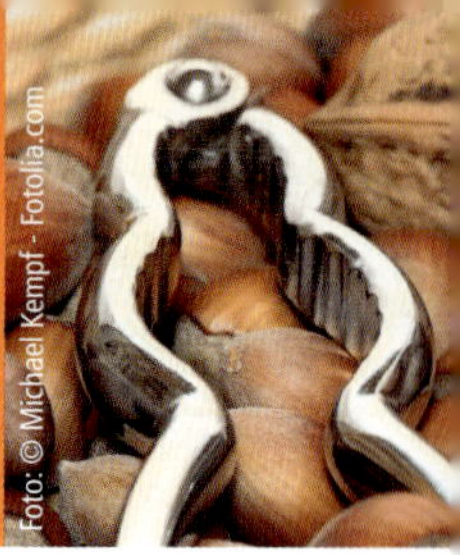

Foto: © Michael Kempf - Fotolia.com

Vitamin E (Tocopherole)

Funktion

Vitamin E

- schützt als Antioxidans vor freien Radikalen
- hemmt Entzündungsprozesse
- stimuliert das Immunsystem

Vitamin E schützt pflanzliche Fette davor, ranzig zu werden.

Empfohlene Zufuhr (Schätzwert)

Männer:	12–15 mg Tocopherol-Äquivalent pro Tag
Frauen:	11–12 mg Tocopherol-Äquivalent pro Tag
Schwangere:	13 mg Tocopherol-Äquivalent pro Tag
Stillende:	17 mg Tocopherol-Äquivalent pro Tag

Besonderheit: Unter Vitamin E werden verschiedene chemische Verbindungen mit gleicher Funktion zusammengefasst. Sie unterscheiden sich im chemischen Aufbau und in ihrer Wirksamkeit. Daher werden die Empfehlungen für die Zufuhr in Tocopherol-Äquivalenten angegeben. Vitamin E kann auch künstlich hergestellt werden. Diese Form ist in Vitaminpräparaten enthalten und besitzt etwa zwei Drittel der Wirkung der aktivsten Vitamin-E-Verbindung.

Gute Quellen

Öle, Nüsse, Samen

Verfügbarkeit

Die höchsten Vitamin-E-Verluste treten beim Rösten, Braten und Schmoren auf. Generell verringert sich der Gehalt aber nur um etwa 10 %. Das Vitamin ist empfindlich gegenüber Tages- und UV-Licht. Die Lebensmittel sollten daher dunkel gelagert werden. Je höher die enthaltene Vitamin-E-Menge ist, umso höher ist die Aufnahme in den Körper. Generell liegt sie zwischen 20 und 50 % und benötigt die Anwesenheit von Fetten.

Versorgungslage

Die empfohlene Vitamin-E-Zufuhr wird in Deutschland im Durchschnitt erreicht.

Mangel

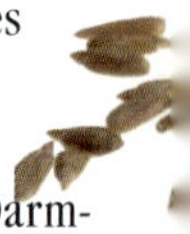

Mangelerscheinungen treten aufgrund des weit verbreiteten Vitamin-E-Vorkommens selten auf. Gefährdet sind Menschen mit chronischen Erkrankungen des Magen-Darm-Traktes, mit Störungen der Fettverdauung und Frühgeborene. Symptome können Konzentrationsstörungen, Leistungsschwäche und Müdigkeit sein. Außerdem begünstigt ein Vitamin-E-Mangel die Entstehung von Atherosklerose.

Überversorgung

Vitamin E ist im Vergleich zu anderen fettlöslichen Vitaminen in hoher Dosierung relativ ungefährlich. Eine hohe Vitamin-E-Zufuhr

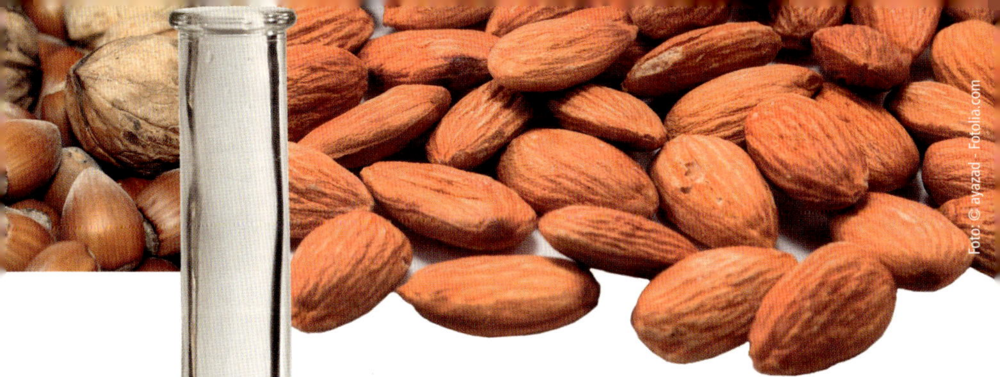

Foto: © ayazad - Fotolia.com

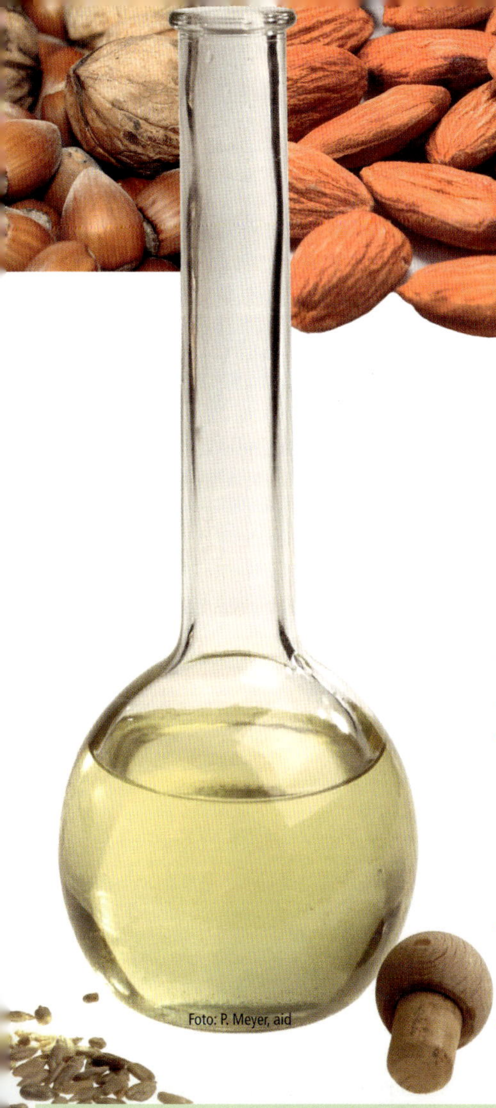

Foto: P. Meyer, aid

hemmt allerdings die Aufnahme von Vitamin A und K in den Körper und beeinflusst den Vitamin-K-Stoffwechsel. Sehr hohe Dosierungen können zu einer gestörten bzw. verzögerten Blutgerinnung führen.

So können Sie die Empfehlung für die tägliche Vitamin-E-Zufuhr decken:

- 1 EL Weizenkeimöl oder
- 1 EL Sonnenblumenöl, 10 Haselnüsse, 1 Scheibe Weizenvollkornbrot mit Pflanzenmargarine, 1 Portion Spinat (140 g) und 1 Hühnerei

TIPP

- Vitamin-E-reiche pflanzliche Speiseöle wie Weizenkeim-, Raps- oder Sojaöl nicht stark erhitzen
- Speiseöle zum Schutz vor Oxidation am besten im Dunkeln lagern

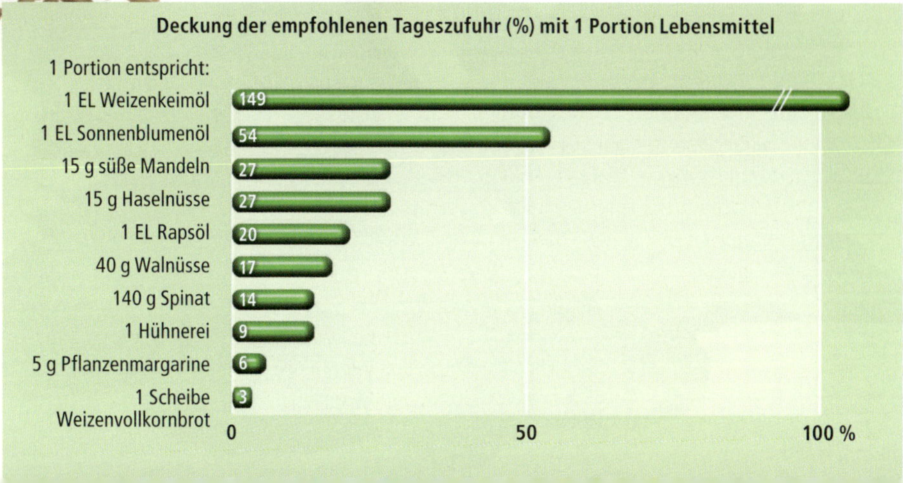

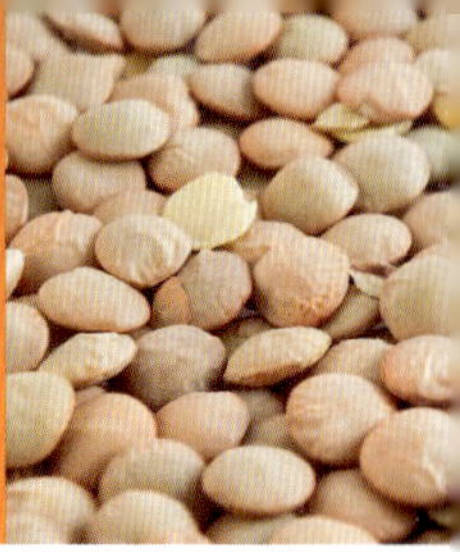

Vitamin K (Phyllochinon)

Funktion

Vitamin K
- ist an der Blutgerinnung beteiligt
- trägt zur Knochenfestigkeit bei und schützt vor Osteoporose

Empfohlene Zufuhr (Schätzwert)

Männer: 70–80 µg pro Tag
Frauen: 60–65 µg pro Tag
Schwangere und Stillende: 60 µg pro Tag

Besonderheit: Die Bakterien des menschlichen Darms können Vitamin K bilden. Inwiefern sie allerdings zur Deckung des Bedarfs beitragen, ist nicht bekannt.

Gute Quellen

Grünes Gemüse, Kohl, Hülsenfrüchte

Verfügbarkeit

Die Vitamin-K-Verluste bei der Zubereitung sind gering, da das Vitamin gegenüber Hitze und Sauerstoff relativ unempfindlich ist. Tageslicht führt allerdings rasch zum Abbau. Zwischen 40 und 80 % des Vitamins werden vom Körper aufgenommen. Dabei ist die Anwesenheit von Fetten erforderlich.

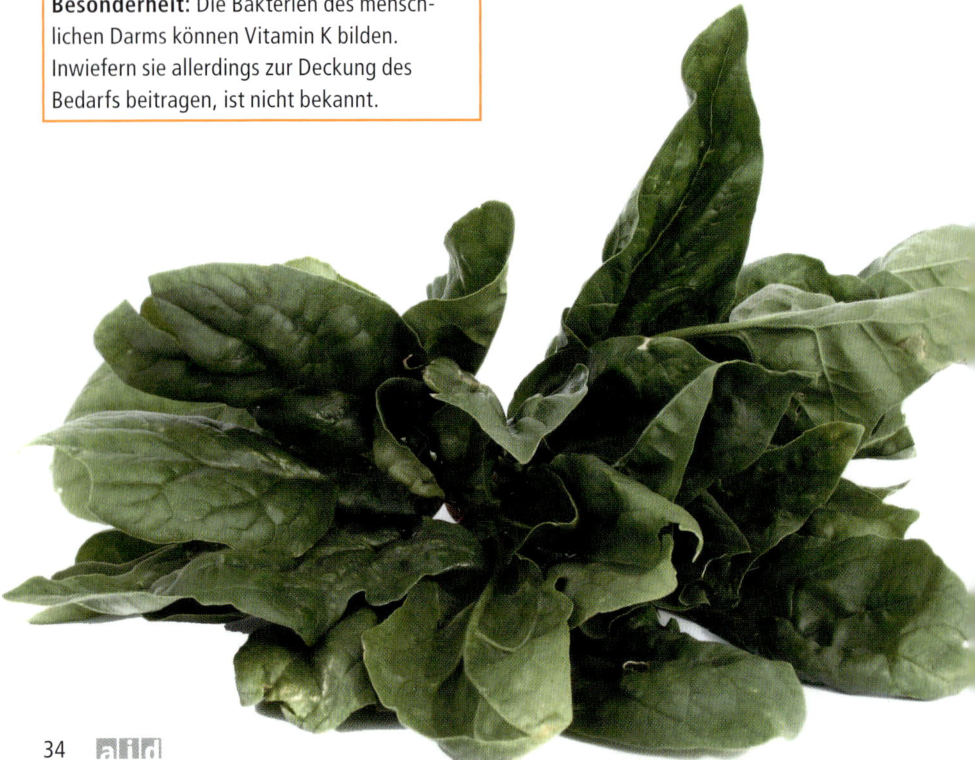

Foto: © Jelena Popic - Fotolia.com

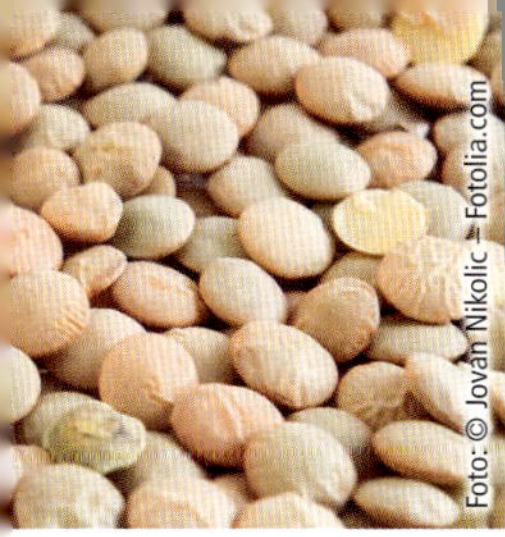

Foto: © Jovan Nikolic – Fotolia.com

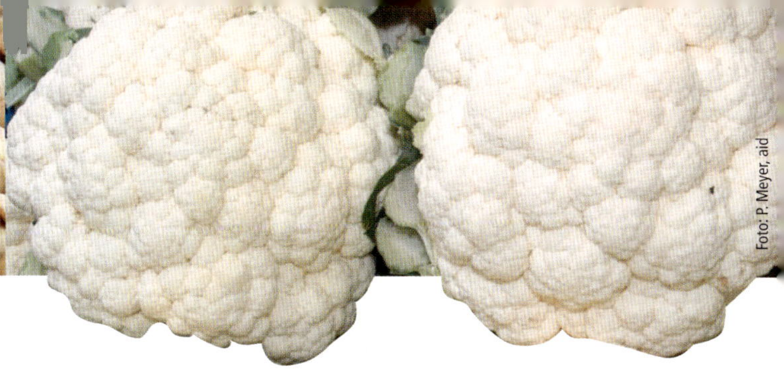

Foto: P. Meyer, aid

Versorgungslage

Über den genauen Vitamin-K-Bedarf ist nur sehr wenig bekannt. Daher ist auch eine Einschätzung der Versorgungslage schwierig. Da ein ernährungsbedingter Vitamin-K-Mangel selten ist, scheint die Versorgung ausreichend zu sein.

Mangel

Gefährdet sind Personen mit chronischen Verdauungsstörungen, Personen, die über längere Zeit Antibiotika einnehmen müssen, und vor allem Neugeborene. Ihre Vitamin-K-Speicher sind nach der Geburt kaum gefüllt und die Muttermilch liefert nur geringe Vitamin-K-Mengen. Darum erhält jedes Neugeborene eine Vitamin-K-Prophylaxe. Ein Vitamin-K-Mangel äußert sich vor allem in einer gestörten Blutgerinnung mit erhöhter Blutungsneigung.

Überversorgung

Eine zu hohe Aufnahme von Vitamin K ist praktisch nicht möglich, selbst bei extrem hohen Zufuhrmengen sind keine negativen Wirkungen bekannt.

So können Sie die Empfehlung für die tägliche Vitamin-K-Zufuhr decken:

- 1 Portion Grünkohl (140 g) oder
- 1 Portion Spinat (140 g) oder
- 1 Portion Blumenkohl (140 g)

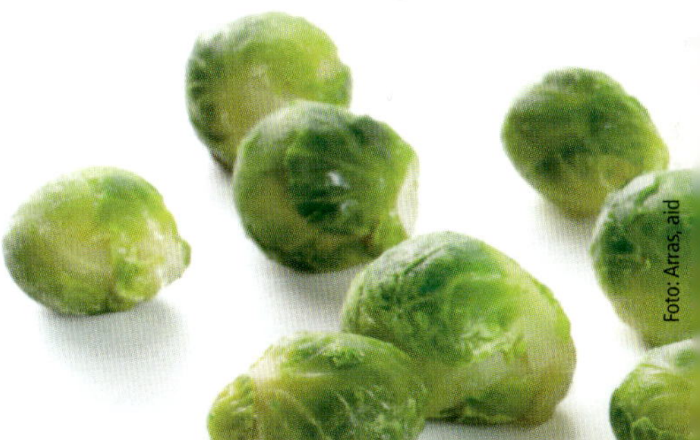

Foto: Arras, aid

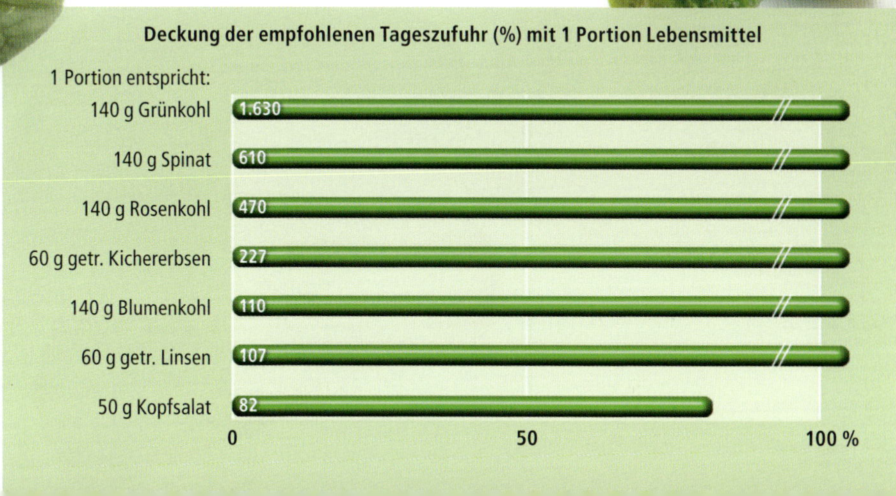

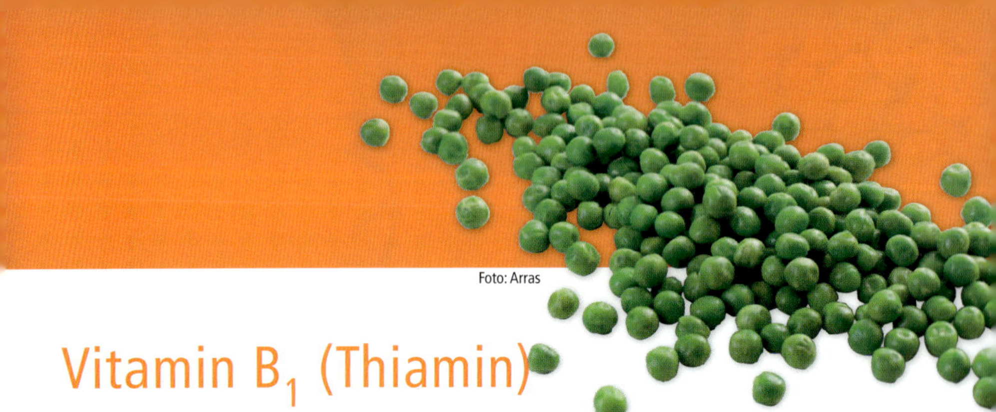

Foto: Arras

Vitamin B_1 (Thiamin)

Funktion

Thiamin

- ist an Energiegewinnung und -speicherung beteiligt
- erhält das Nerven- und Herzmuskelgewebe

Empfohlene Zufuhr

Männer: 1,0–1,3 mg pro Tag
Frauen: 1,0 mg pro Tag
Schwangere: 1,2 mg pro Tag
Stillende: 1,4 mg pro Tag

Gute Quellen

Fleisch, Fisch, Vollkornprodukte, Hülsenfrüchte, Kartoffeln

Verfügbarkeit

Thiamin ist sehr empfindlich gegenüber Hitze, UV-Licht und Sauerstoff. Außerdem ist es wasserlöslich. Bei der Zubereitung gehen daher etwa 30 % des Vitamins aus den Lebensmitteln ins Kochwasser über.
So genannte Antithiaminfaktoren wie Kaffeesäure oder Tannin in Tee hemmen die Aufnahme, haben aber bei den Ernährungsgewohnheiten der Deutschen keine praktische Bedeutung.

Versorgungslage

Die Thiaminversorgung in Deutschland ist gut.

Mangel

In Deutschland ist ein Mangel selten, Ausnahmen sind Menschen mit chronischem Alkoholkonsum und speziellen erblichen Stoffwechsel-

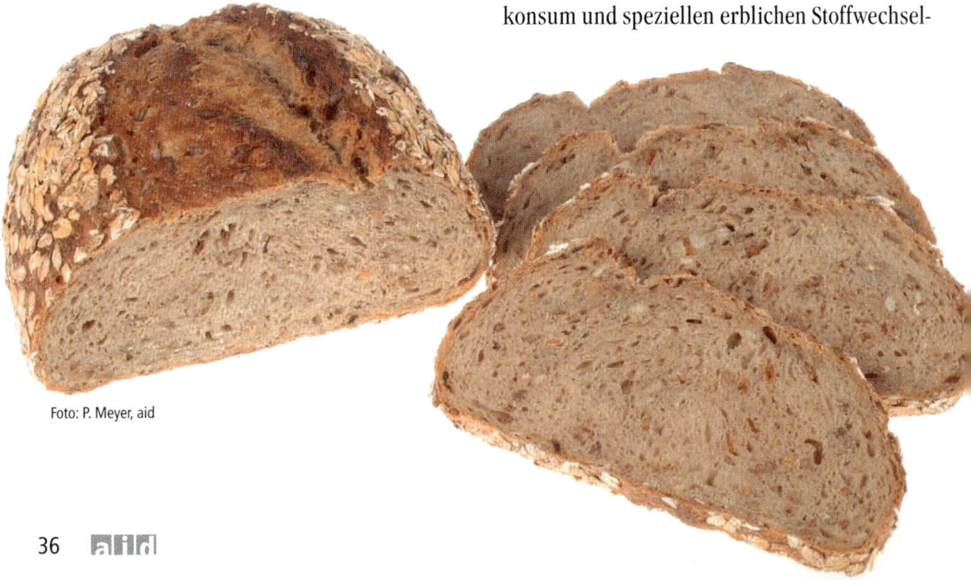

Foto: P. Meyer, aid

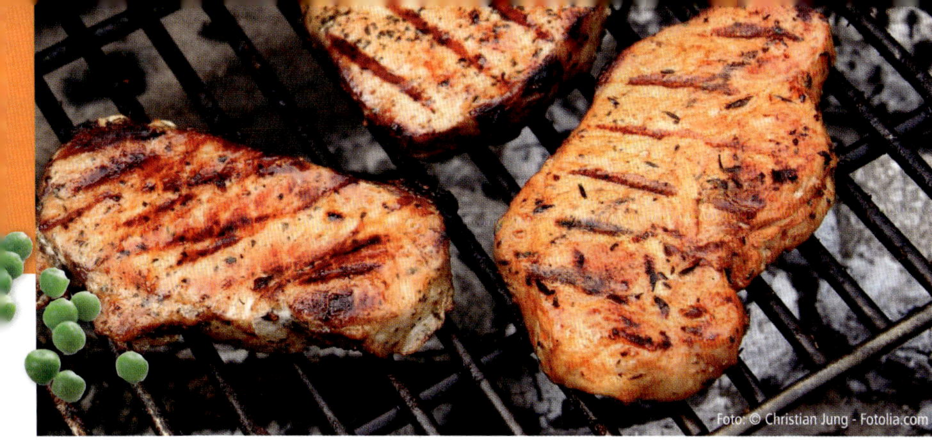

Foto: © Christian Jung - Fotolia.com

krankheiten. Symptome eines Thiaminmangels können sein:

- Krämpfe
- Lähmungen
- Muskelschwäche

In Ländern, in denen sich die Bevölkerung hauptsächlich von poliertem Reis ernährt, tritt die Thiamin-Mangelkrankheit Beri-Beri auf. Sie stellt die Endstufe des Thiaminmangels dar und betrifft vor allem Herz-Kreislauf- und Nervensystem.

Überversorgung

Symptome einer Thiamin-Überdosierung sind bislang nicht bekannt.

So können Sie die Empfehlung für die tägliche Vitamin-B_1-Zufuhr decken:

- 1 Schweinekotelett (125 g) mit 1 Portion Erbsen (140 g) oder
- 2 Scheiben Weizenvollkornbrot, 4 EL Haferflocken (30 g), 2 große Kartoffeln, 1 Portion Erbsen (140 g) und 1 Schollenfilet (70 g)

TIPP

- Bei Getreide am besten Vollkornprodukte auswählen, da Vitamin B_1 vor allem in der Schale und dem Keim sitzt

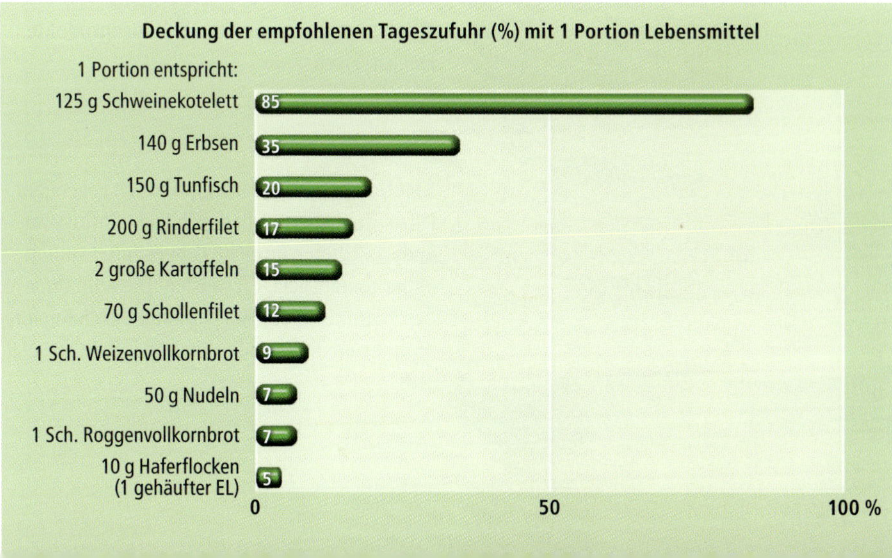

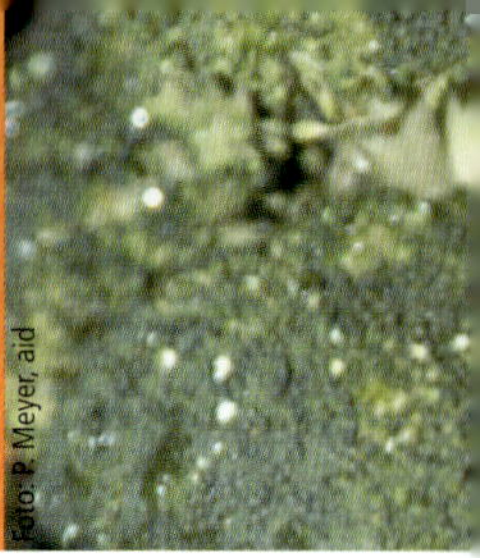

Foto: P. Meyer, aid

Vitamin B_2 (Riboflavin)

Funktion

Riboflavin

- ist am Protein- und Energiestoffwechsel beteiligt
- fördert Wachstum und Entwicklung des ungeborenen Kindes
- unterstützt den Aufbau der Nerven

Empfohlene Zufuhr

Männer: 1,2–1,5 mg pro Tag
Frauen: 1,2 mg pro Tag
Schwangere: 1,5 mg pro Tag
Stillende: 1,6 mg pro Tag

Gute Quellen

Milch und Milchprodukte, Vollkornprodukte, Fleisch, Fisch

Verfügbarkeit

Riboflavin ist relativ unempfindlich gegenüber Hitze, wird aber leicht durch Lichteinfluss verändert. Riboflavinreiche Lebensmittel sollten daher dunkel gelagert werden. Die Aufnahme des Vitamins in den Körper kann durch Kupfer, Zink, Eisen, Kaffee oder Vitamin C herabgesetzt sein.

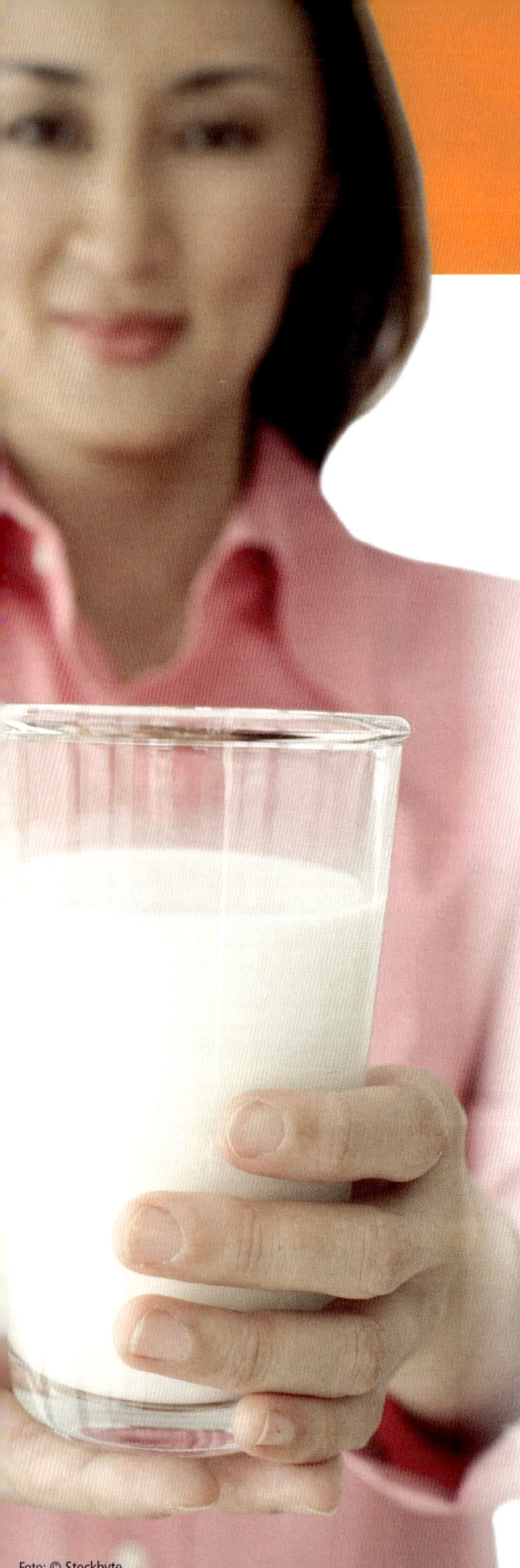

Foto: © Stockbyte

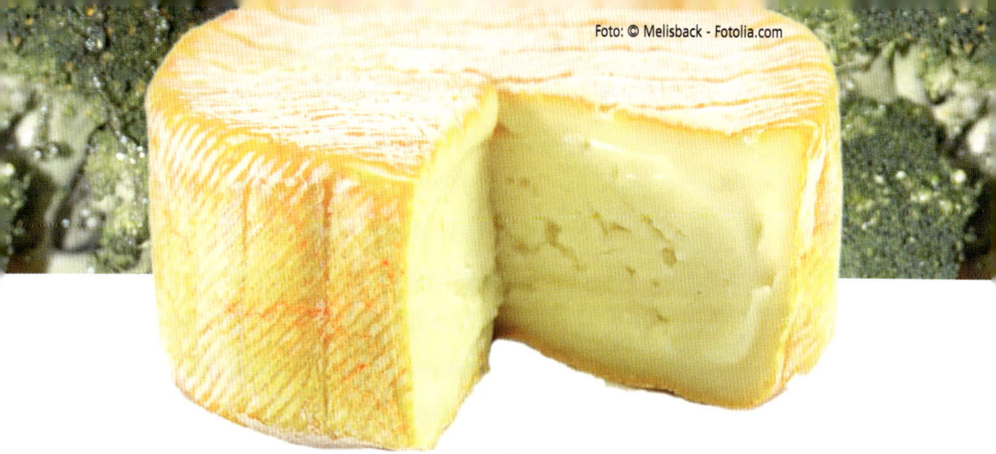

Versorgungslage

Die Versorgung mit Riboflavin in Deutschland ist gut. Der Bedarf wird vor allem über Milch und Milchprodukte, aber auch über Fleisch und Wurstwaren gedeckt.

Mangel

Ein Riboflavinmangel tritt nur selten auf. Gefährdet sind Personen, die keinerlei tierische Produkte essen, Alkoholiker und chronisch Kranke. Symptome eines Riboflavinmangels sind:

- Entzündungen der Mundschleimhaut
- eingerissene Mundwinkel
- entzündliche Hautveränderungen

Überversorgung

Nebenwirkungen einer zu hohen Riboflavinaufnahme sind nicht bekannt.

So können Sie die Empfehlung für die tägliche Vitamin-B_2-Zufuhr decken:

- 150 g Seelachs, 1 Portion Grünkohl (140 g), 250 ml fettarme Milch und 30 g Camembert oder
- 2 Scheiben Weizenvollkornbrot mit jeweils einer Scheibe Emmentaler, 1 Hühnerei, 1 Portion Brokkoli (140 g), 1 Rinderfilet (200 g), 1 Becher Jogurt (125 g) und 30 g Camembert

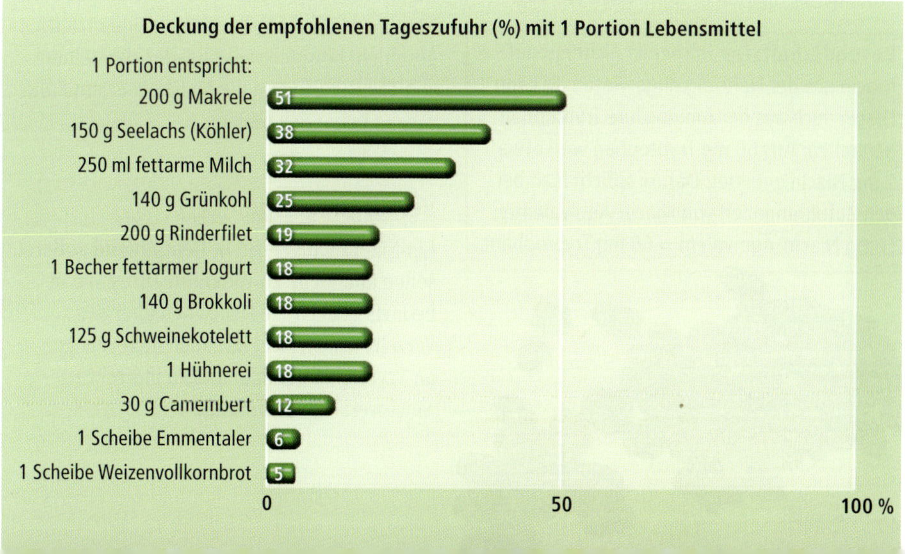

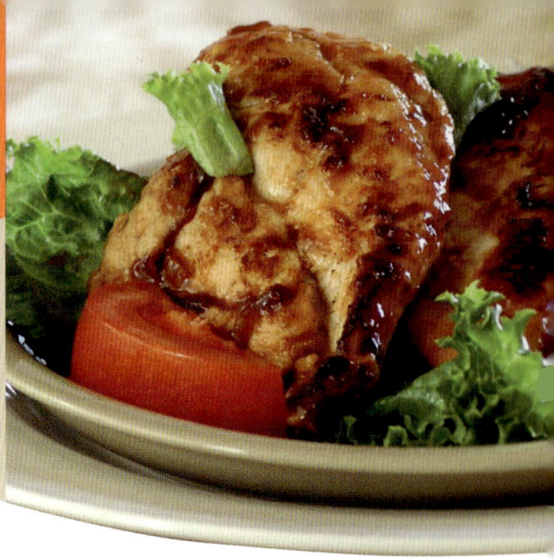

Niacin

Funktion

Niacin unterstützt
- den Auf- und Abbau von Kohlenhydraten, Fettsäuren und Aminosäuren
- die Zellteilung und Spezialisierung von Zellen

Als Medikament eingenommen beeinflusst Niacin den Cholesterinspiegel günstig.
Niacin ist ein Sammelbegriff für die Verbindungen Nicotinamid und Nicotinsäure. Der Körper kann die beiden Formen ineinander umwandeln.

Empfohlene Zufuhr

Männer: 13–17 mg Niacin-Äquivalent pro Tag
Frauen: 13 mg Niacin-Äquivalent pro Tag
Schwangere: 15 mg Niacin-Äquivalent pro Tag
Stillende: 17 mg Niacin-Äquivalent pro Tag

Besonderheit: Der Körper ist nicht nur auf Niacin aus der Nahrung angewiesen. Er kann Niacin auch aus der Aminosäure Tryptophan herstellen: Aus 60 mg Tryptophan wird etwa 1 mg Niacin gebildet. Darum spricht man bei den Zufuhrangaben von Niacin-Äquivalenten (1 mg Niacin-Äquivalent = 60 mg Tryptophan).

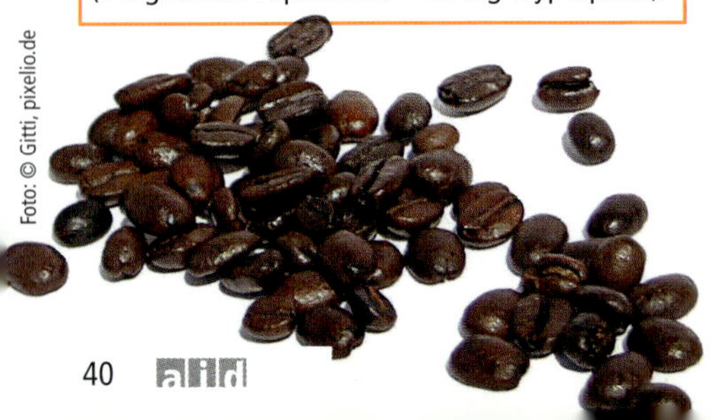

Foto: © Gitti, pixelio.de

Gute Quellen

Fleisch, Fisch, Vollkornprodukte, Kaffee

Verfügbarkeit

Niacin ist das stabilste Vitamin – Hitze und lange Lagerzeiten beeinflussen es kaum. Veränderungen bei der Zubereitung entstehen nur dadurch, dass Niacin ins Kochwasser übergeht.
Niacin wird fast vollständig in den Körper aufgenommen. Ausnahmen: In Getreide, z. B. Mais und Sorghumhirse, und in Kartoffeln liegt ein Teil des Niacins in gebundener Form vor, in der es vom Darm nicht aufgenommen werden kann. Durch die Behandlung mit Laugen wird Niacin aus dieser Verbindung freigesetzt. Dies geschieht beispielsweise bei der Herstellung von Tortillas, indem die Maiskörner mit Kalkwasser behandelt werden.

Versorgungslage

Ein Niacinmangel tritt in Deutschland äußerst selten auf. Mehr als die Hälfte ihres Niacinbedarfs decken die Deutschen über den Verzehr von Fleisch, das auch hohe Mengen an Tryptophan enthält und so indirekt zur Niacinversorgung beiträgt.

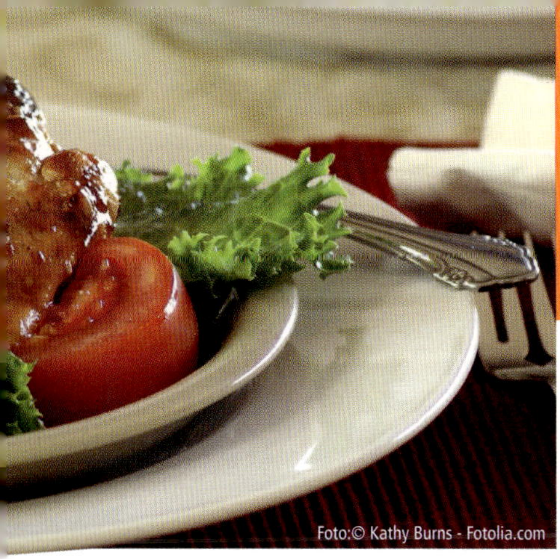
Foto:© Kathy Burns - Fotolia.com

Mangel

In Deutschland sind nur chronische Alkoholiker und Personen mit bestimmten Stoffwechselerkrankungen gefährdet, an einem Niacinmangel zu erkranken. In Ländern, in denen sich die Bevölkerung überwiegend von unbehandeltem Mais und bestimmten Hirsesorten ernährt, tritt die Niacinmangelerkrankung Pellagra, übersetzt „kranke Haut", auf. Sie ist gekennzeichnet durch:

- Hautveränderungen an Körperstellen, die der Sonnenstrahlung ausgesetzt sind
- Durchfall
- Schleimhautveränderungen in Mund, Zunge und Magen-Darm-Trakt

Überversorgung

Eine Überdosierung ist durch die Einnahme von Medikamenten möglich, die bei Atherosklerose zur Beeinflussung des Cholesterinspiegels verschrieben werden. Symptome sind:

- Hautrötungen
- Leberschäden
- erhöhte Harnsäurewerte

So können Sie die Empfehlung für die tägliche Niacinzufuhr decken:

- 200 g Hähnchenbrust oder
- 150 g Tunfisch und 2 Scheiben Weizenvollkornbrot oder
- 1 Portion Pfifferlinge (140 g) und 1 Rinderfilet (200 g)

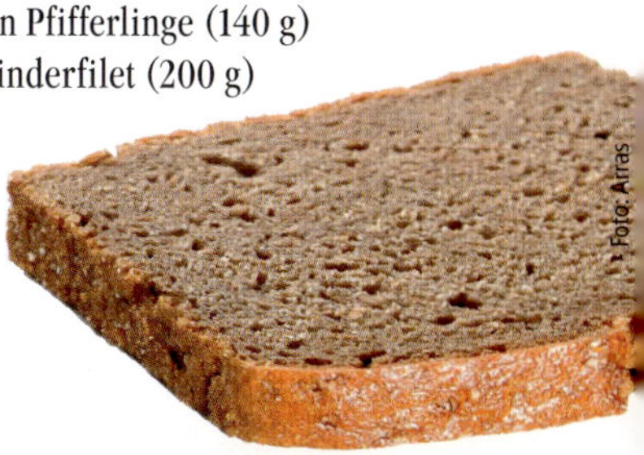
Foto: Arras

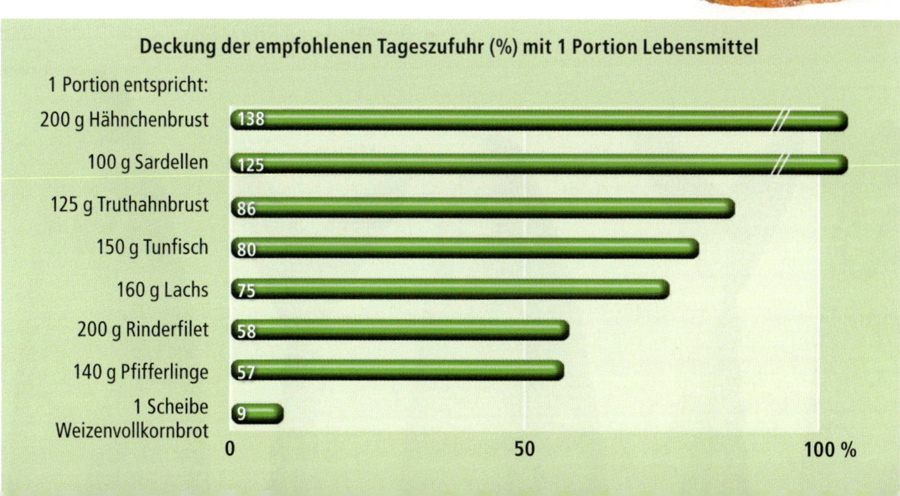

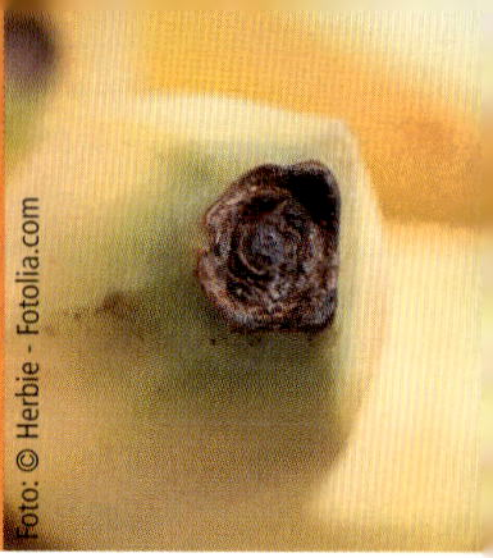

Vitamin B_6 (Pyridoxin)

Funktion

Pyridoxin

- ist am Aminosäure- und Fettstoffwechsel beteiligt
- unterstützt die Bildung von Niacin aus Tryptophan
- fördert die Bildung von Botenstoffen des Nervensystems
- beeinflusst die Wirkung einiger Hormone
- hat Einfluss auf das Immunsystem

Empfohlene Zufuhr

Männer: 1,4–1,5 mg pro Tag
Frauen: 1,2 mg pro Tag
Schwangere und Stillende: 1,9 mg pro Tag

Gute Quellen

Fleisch, Fisch, Hülsenfrüchte, Vollkornprodukte, Kohlgemüse, Bananen

Verfügbarkeit

Aufgrund der Wasserlöslichkeit des Pyridoxins gehen bereits 30–45 % ins Koch- oder Waschwasser über. Außerdem ist es empfindlich gegenüber Hitze und UV-Licht bei der Lagerung.

Versorgungslage

Die Pyridoxinversorgung in Deutschland ist gut.

Mangel

Mangelerscheinungen aufgrund einer nicht ausreichenden Zufuhr des Vitamins über die Nahrung sind selten. Gefährdet sind Personen mit chronischen Störungen der Verdauung und mit einem Protein-Energie-Mangel, der hauptsächlich in Entwicklungsländern auftritt. Symptome sind:

- Appetitverlust
- Durchfall und Erbrechen

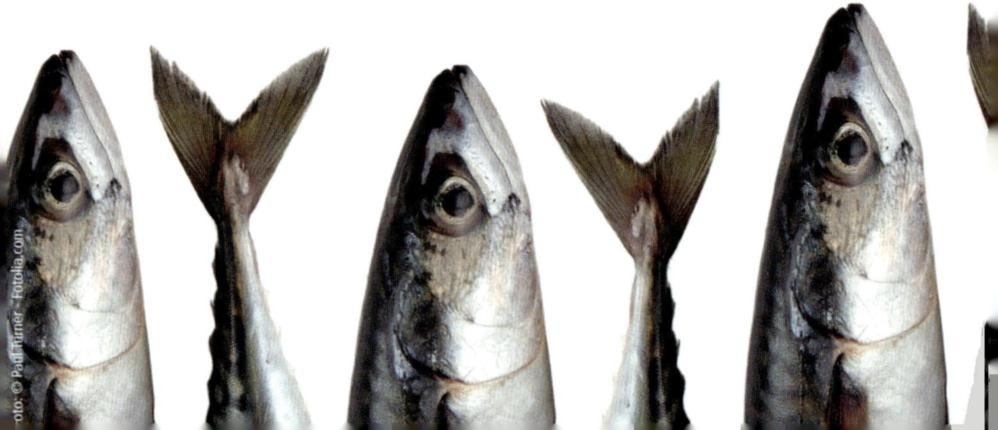

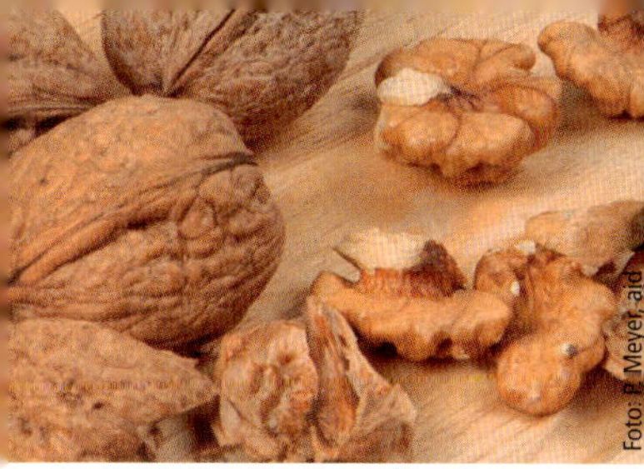

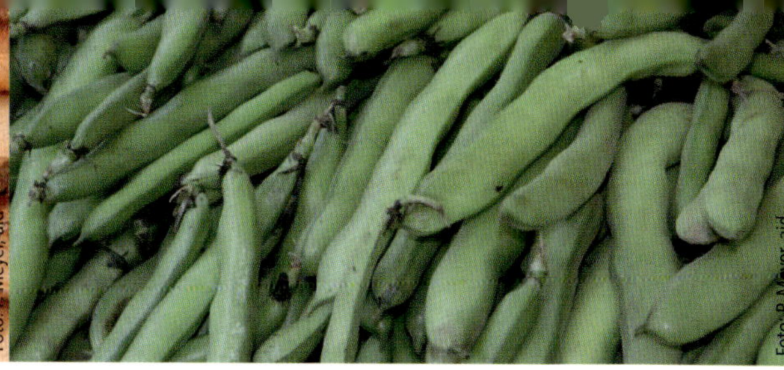

- Entzündungen der Haut
- Wachstumsstörungen
- Blutarmut
- Krampfzustände

Überversorgung

Symptome einer Überversorgung treten nur bei sehr hohen Pyridoxinmengen und sehr selten auf. Zeichen einer zu hohen Zufuhr ist z. B. eine erhöhte Lichtempfindlichkeit.

So können Sie die Empfehlung für die tägliche Vitamin-B_6-Zufuhr decken:

- 1 Rinderfilet (200 g) mit 1 Portion grüne Bohnen (140 g) und 50 g Feldsalat oder
- 125 g Hähnchenbrust, 50 g Feldsalat, 40 g Walnüsse und 1 Banane oder
- 200 g Avocado und 1 Portion Rosenkohl (140 g)

TIPP

- Vitamin-B_6-reiche Lebensmittel wie Gemüse, Hülsenfrüchte und Kartoffeln möglichst dunkel lagern, um den Abbau durch UV-Licht so gering wie möglich zu halten

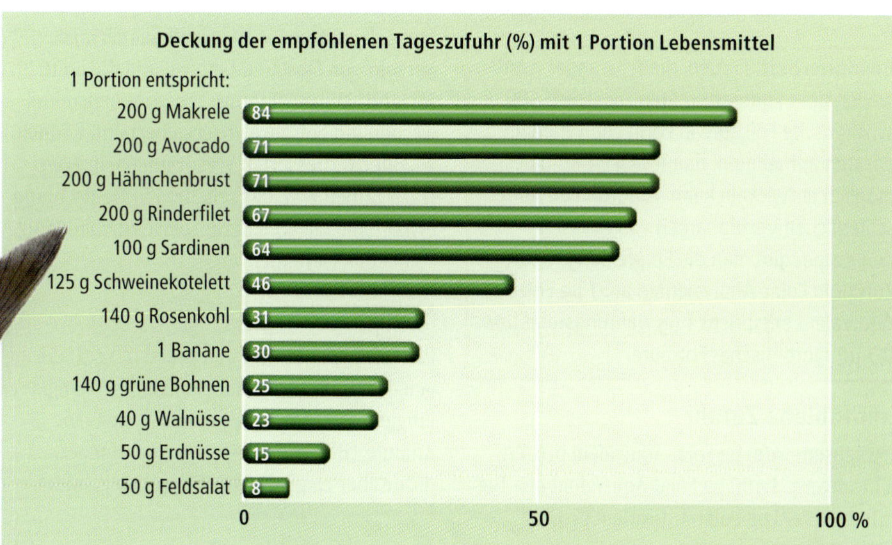

Folsäure/Folat

Funktion

Folat unterstützt

- die Teilung und Neubildung von Zellen, auch von roten Blutkörperchen
- die Weitergabe von genetischen Informationen
- die Bildung von wichtigen Bestandteilen des Nervenstoffwechsels
- gemeinsam mit Vitamin B_6 und B_{12} den Abbau der Aminosäure Homocystein, einem Risikofaktor für Atherosklerose

Folsäure ist die stabilste Form dieses Vitamins. Sie wird synthetisch hergestellt und Lebensmitteln, Medikamenten oder Vitaminpräparaten zugesetzt. Der Begriff Folat steht für alle folatwirksamen Verbindungen in der Nahrung.

Besonderheit: Frauen, die schwanger werden wollen oder könnten, sollten zusätzlich 400 µg synthetische Folsäure in Form von Vitaminpräparaten aufnehmen, damit sich ihr Kind bestmöglich entwickeln kann. Aufgrund der unterschiedlichen Verfügbarkeit von Folat für den Körper gibt man die Empfehlung für die Zufuhr in Folat-Äquivalenten an. 1 µg Folat-Äquivalent entspricht 1 µg Nahrungsfolat bzw. 0,5 µg synthetischer Folsäure.

Empfohlene Zufuhr

Erwachsene: 400 µg Folat-Äquivalent pro Tag
Schwangere: 1.400 µg Folat-Äquivalent pro Tag
Stillende: 600 µg Folat-Äquivalent pro Tag

Gute Quellen

Grünes Blattgemüse, Kohl, Vollkornprodukte, Obst, Leber

Verfügbarkeit

Folatverbindungen sind sehr instabil. Beim Kochen verringert sich der Gehalt um 30-90 % durch Hitze und Sauerstoffeinfluss oder aufgrund der Wasserlöslichkeit, wenn man das Kochwasser nicht verwendet. Auch die Lagerung der frischen Lebensmittel führt wegen der hohen Lichtempfindlichkeit des Folats zu Veränderungen des Vitamingehalts. Die Aufnahme von Folat in den Körper liegt zwischen 50 und 70 % und ist aus tierischen Lebensmitteln besser als aus pflanzlichen.

Versorgungslage

Folat ist in Deutschland eines der wenigen Mangelvitamine. Gründe sind der geringe Verzehr von Obst und Gemüse und die hohe Instabilität des Vitamins. Einige Lebensmittel werden mit Folsäure angereichert und können zu einer verbesserten Versorgung beitragen. Dazu zählen z. B. das seit 2003 in Deutschland erhältliche angereicherte Speisesalz und einige Frühstückscerealien.

Mangel

Ein Folatmangel zeigt sich zuerst in Veränderungen des Blutbildes. Bleibt ein starker Mangel längere Zeit bestehen, entwickelt sich eine Anämie (Blutarmut) – es werden weniger, dafür aber zu große rote Blutzellen gebildet.

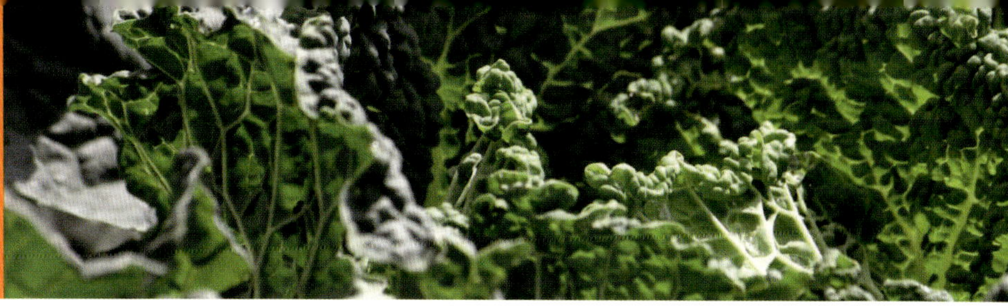

Foto: © Martina Berg - Fotolia.com

Weiterhin können bei einem Folatmangel auftreten:

- Schleimhautveränderungen der Mundhöhle
- Fortpflanzungsstörungen
- Durchfall
- Depressionen oder Rückbildung des Rückenmarks (bei älteren Menschen)

In der Schwangerschaft kommt dem Folat besondere Bedeutung zu. Wegen seiner Funktion bei der Zellteilung und -neubildung kann ein Folatmangel zu Beginn der Schwangerschaft dazu führen, dass sich das Neuralrohr, aus dem sich später das Nervensystem entwickelt, nicht oder nur unzureichend schließt. Es entsteht der sog. „offene Rücken". Die Folge ist eine Fehlbildung des Zentralen Nervensystems.

Überversorgung

Die Auswirkungen einer zu hohen Folsäureaufnahme treten erst bei sehr hohen Dosierungen von 15 mg pro Tag über einen Monat auf, die durch Lebensmittel nicht erreicht werden können. Es kann dann zu Beschwerden des Magen-Darm-Trakts und zu Schlafstörungen kommen. Viel schwerwiegender ist, dass eine zu hohe Folsäureaufnahme die Symptome eines Vitamin-B_{12}-Mangels verdeckt, sodass dieser unentdeckt bleibt und nicht behandelt werden kann.

So können Sie die Empfehlung für die tägliche Folatzufuhr decken:

- 1 Portion Grünkohl (140 g), 1 Orange, 1 Portion Weintrauben (125 g) und 2 Scheiben Weizenvollkornbrot oder
- 1 Portion Spinat (140 g), 50 g Feldsalat und 1 Portion Porree (140 g)

TIPP

- Reichlich Blattgemüse und Blattsalate essen
- Vollkornprodukte bevorzugen
- Folatreiche Lebensmittel nur kurz und dunkel lagern, kurz dünsten, nicht kochen und die Speisen nicht warm halten, da das Vitamin sehr empfindlich gegenüber äußeren Einflüssen ist

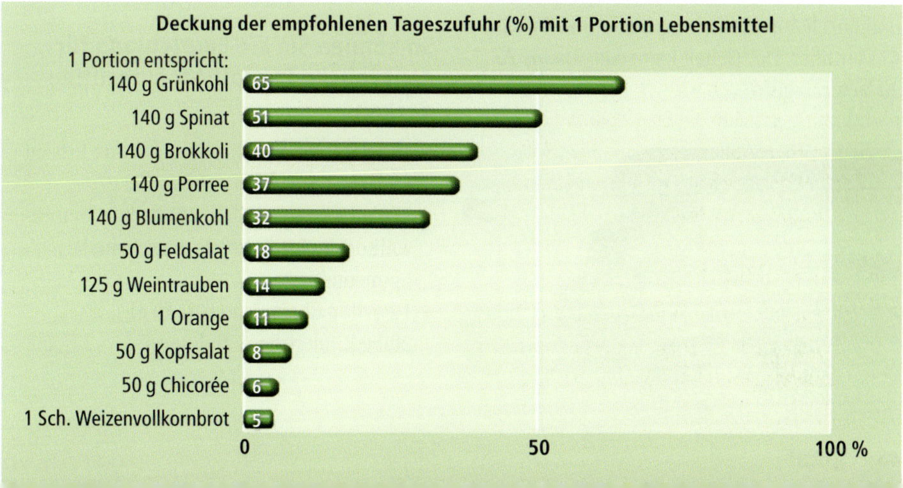

Pantothensäure

Funktion

Pantothensäure ist beteiligt am

- Abbau von Fetten, Kohlenhydraten und Aminosäuren
- Aufbau von Fettsäuren, Cholesterin und einigen Hormonen

Empfohlene Zufuhr (Schätzwert)

Erwachsene, Schwangere und Stillende: 6 mg pro Tag

Gute Quellen

Innereien, Fleisch, Fisch, Eier, Vollkornprodukte, Hülsenfrüchte

Verfügbarkeit

Pantothensäure geht bei der Zubereitung hauptsächlich aufgrund seiner Hitzeempfindlichkeit und durch Auswaschen ins Koch- und Waschwasser über. Der Gehalt kann sich um bis zu 30 % verringern.

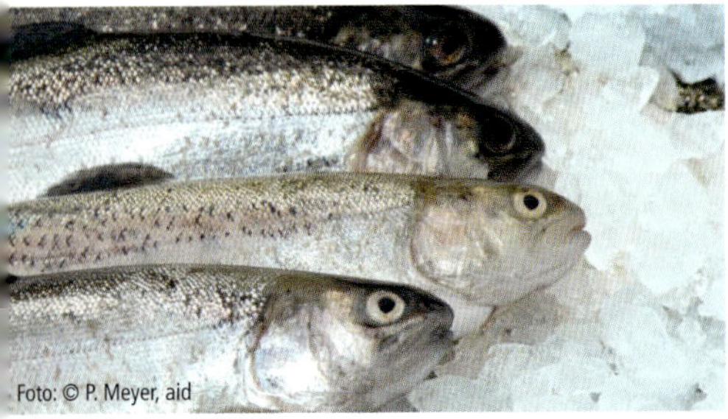

Foto: © P. Meyer, aid

Versorgungslage

Die deutsche Bevölkerung nimmt im Durchschnitt weniger als die empfohlene Pantothensäuremenge auf. Da es sich dabei allerdings nur um einen Schätzwert handelt und Mangelerscheinungen nur selten auftreten, scheint sie ausreichend mit diesem Nährstoff versorgt zu sein.

Mangel

Symptome bei einer Unterversorgung können sein:

- leichte Ermüdbarkeit
- Schlafstörungen
- Kopfschmerzen
- schwankender Gang

Überversorgung

Es sind keine nachteiligen Wirkungen aufgrund einer zu hohen Pantothensäurezufuhr bekannt.

So können Sie die Empfehlung für die tägliche Pantothensäurezufuhr decken:

- 180 g Regenbogenforelle, 1 Portion Erbsen (140 g), 1 Portion Naturreis (50 g), 250 ml fettarme Milch, 2 Scheiben Weizenvollkornbrot mit jeweils einer Scheibe Emmentaler oder
- 1 Portion Champignons (140 g), 200 g Rinderfilet, 1 Hühnerei

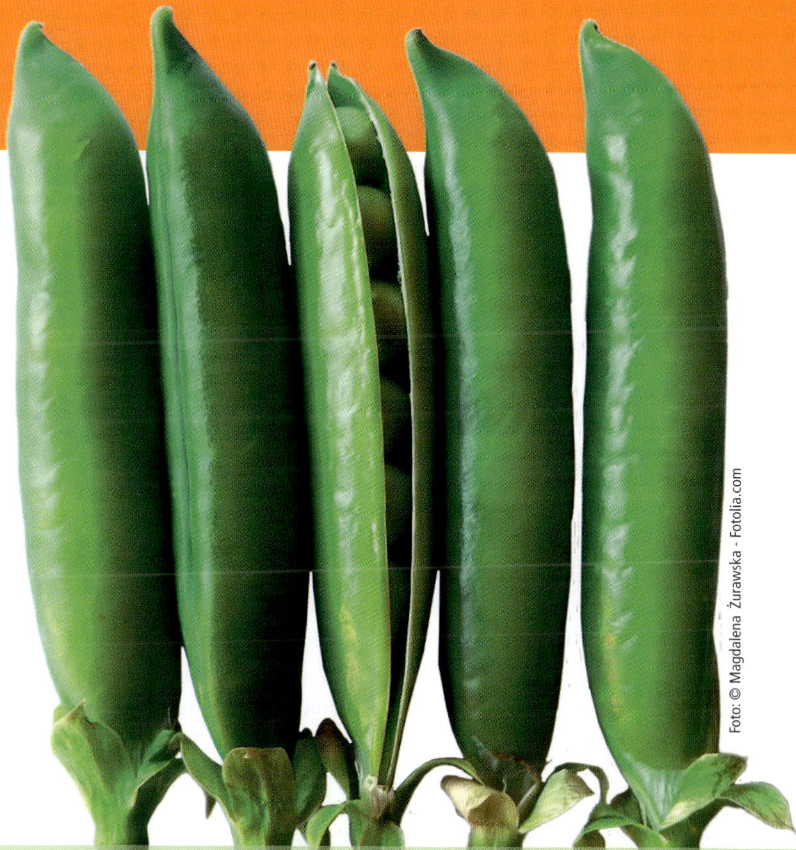

Foto: © Magdalena Żurawska - Fotolia.com

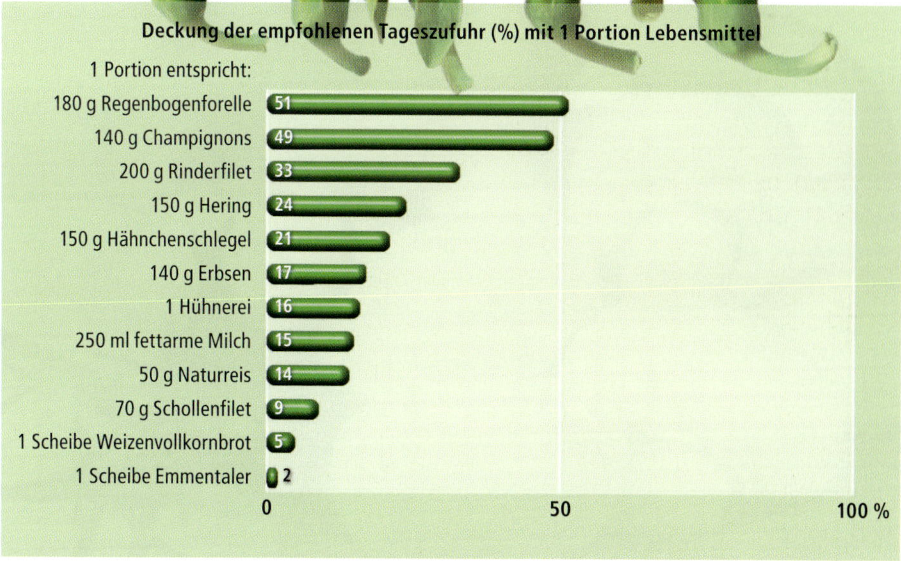

Biotin

Funktion

Biotin ist beteiligt an

- dem Abbau von Aminosäuren
- der Bildung von Fettsäuren
- der Bereitstellung von Energie aus Reserven

Empfohlene Zufuhr (Schätzwert)

Erwachsene, Schwangere und Stillende:
30–60 µg pro Tag

Gute Quellen

Innereien, Eier, Nüsse, Hülsenfrüchte, Milch

Verfügbarkeit

Biotin liegt in pflanzlichen Lebensmitteln in freier, in tierischen Produkten in gebundener Form vor. Bevor es vom Körper aufgenommen werden kann, muss es aus dieser Bindung gelöst werden. Je nach Bindungsart ist die Verfügbarkeit aus den einzelnen Lebensmitteln recht unterschiedlich.

Versorgungslage

Entsprechend der Ernährungsgewohnheiten ist die Biotinzufuhr sehr unterschiedlich. Bei gemischter Kost wird Biotin aber in ausreichender Menge aufgenommen.

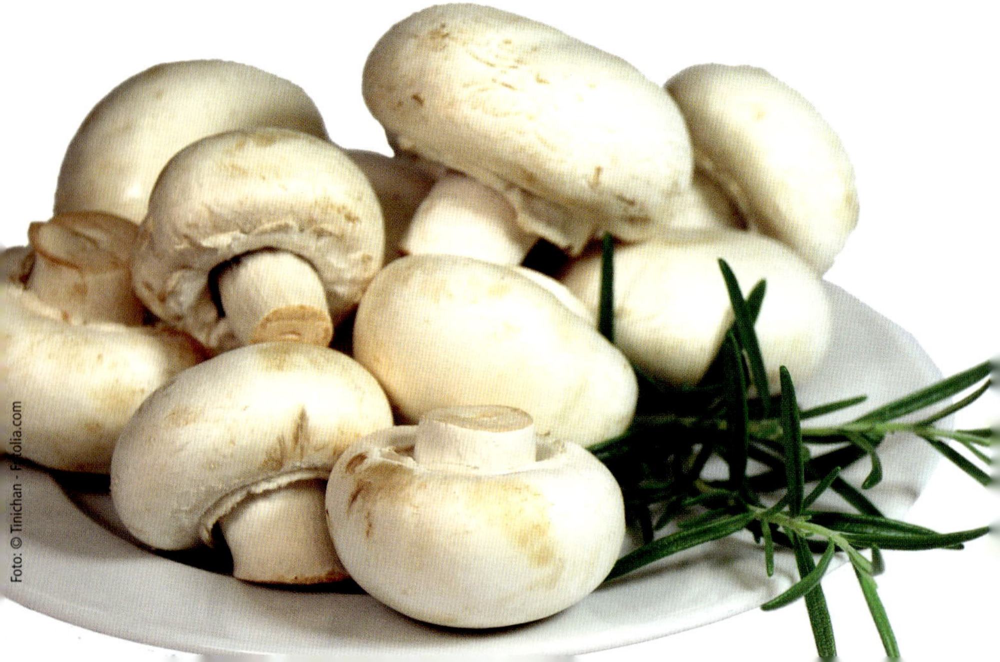

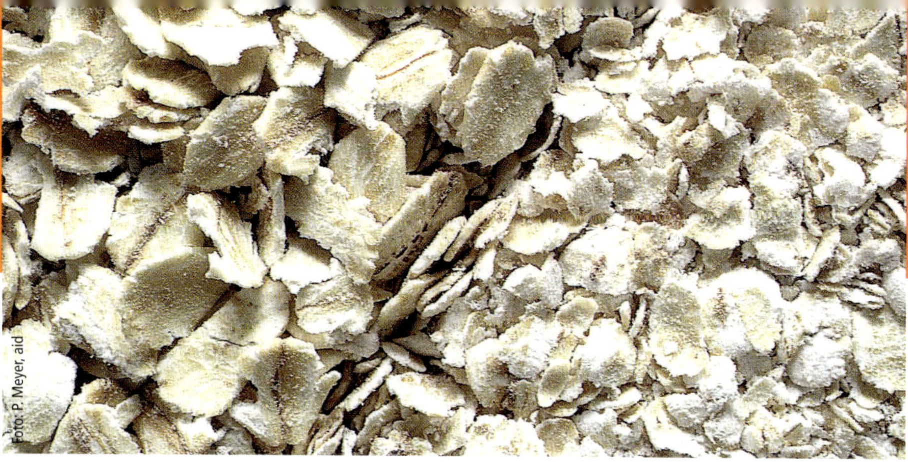

Foto: P. Meyer, aid

Mangel

Bei den üblichen Ernährungsgewohnheiten treten beim Menschen keine Biotinmangelsymptome auf. Lediglich beim Verzehr großer Mengen roher Eier konnten folgende Beschwerden beobachtet werden:

- Hautveränderungen
- Müdigkeit
- Appetitlosigkeit
- Übelkeit
- Muskelschmerzen

Rohe Eier enthalten das Antivitamin Avidin. Es bindet Biotin, sodass es nicht mehr vom Körper aufgenommen werden kann. Bei einer Erhitzung über 100 °C wird Avidin zerstört.

Überversorgung

Für Biotin sind keine Nebenwirkungen bei Überdosierung bekannt.

So können Sie die Empfehlung für die tägliche Biotinzufuhr decken:

- 1 Portion Rinderleber (125 g) oder
- 1 Portion Champignons (140 g), 1 Portion Spinat (140 g) und 1 Hühnerei

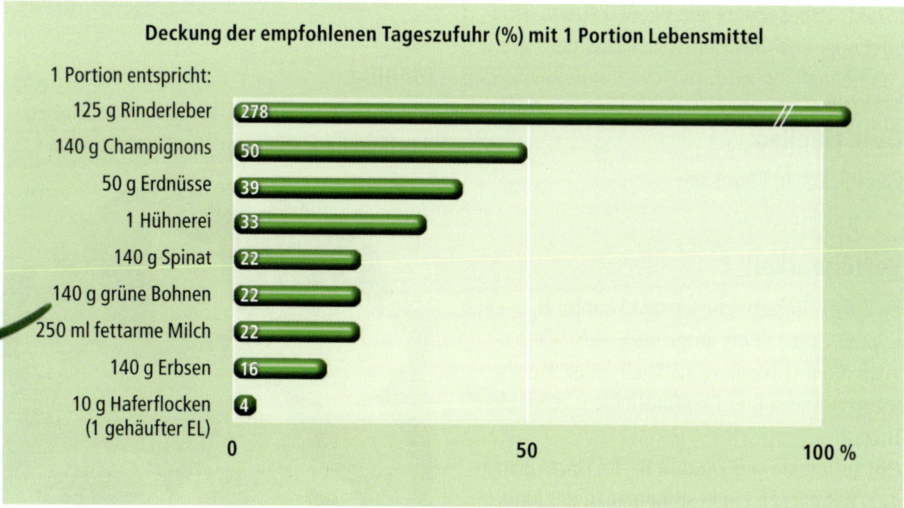

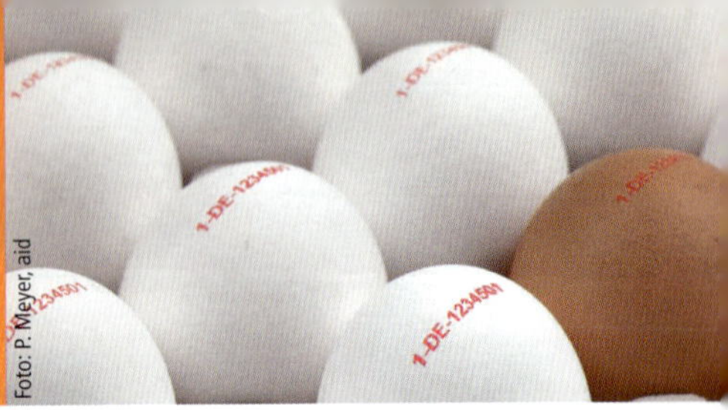

Foto: P. Meyer, aid

Vitamin B_{12} (Cobalamin)

Funktion

Vitamin B_{12}
- ist am Abbau von Fettsäuren beteiligt
- unterstützt die Blutbildung, indem es die Speicher- und Transportform der Folsäure in ihre aktive Wirkform überführt

Empfohlene Zufuhr

Erwachsene: 3,0 µg pro Tag
Schwangere: 3,5 µg pro Tag
Stillende: 4,0 µg pro Tag

Besonderheit: Vitamin B_{12} kann nur von Mikroorganismen, z. B. Bakterien, Pilzen oder Algen, gebildet werden. Es kommt hauptsächlich in tierischen Lebensmitteln vor, da das Vitamin durch Bakterien im Magen-Darm-Trakt, insbesondere von Wiederkäuern, gebildet oder über das Fleisch im Futter der Tiere aufgenommen wird.

Gute Quellen

Fleisch, Fisch, Eier, Käse

Verfügbarkeit

Zu Zubereitungsverlusten von Vitamin B_{12} kommt es vor allem aufgrund seiner Wasserlöslichkeit (Übergang ins Koch- oder Waschwasser) und seiner Empfindlichkeit gegenüber Hitze.
Die Aufnahme von Vitamin B_{12} im Darm erfolgt nur, wenn es an ein bestimmtes, in der Magenschleimhaut gebildetes Transportprotein gebunden ist, den Intrinsic Factor. Folglich kann es bei Erkrankungen oder Veränderungen der Magenschleimhaut zu einer unzureichenden Aufnahme des Vitamins kommen.

Versorgungslage

Vitamin B_{12} wird in Mitteleuropa überwiegend in ausreichender Menge aufgenommen. Bei Veganern, die vollständig auf tierische Produkte verzichten, kann die Versorgung kritisch sein, da Vitamin B_{12} nur in tierischen Lebensmitteln enthalten ist. Bei Vegetariern, die lediglich auf Fleisch und teilweise auf Eier und Fisch verzichten, ist eine Unterversorgung selten. Sie nehmen über Milch(-produkte) ausreichende Mengen des Vitamins auf.

Mangel

Von einem Vitamin-B_{12}-Mangel sind vor allem das Blutbildungssystem, das Nervensystem

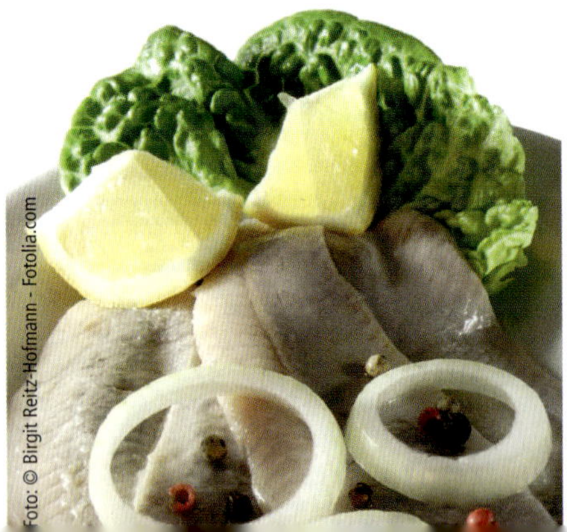
Foto: © Birgit Reitz-Hofmann - Fotolia.com

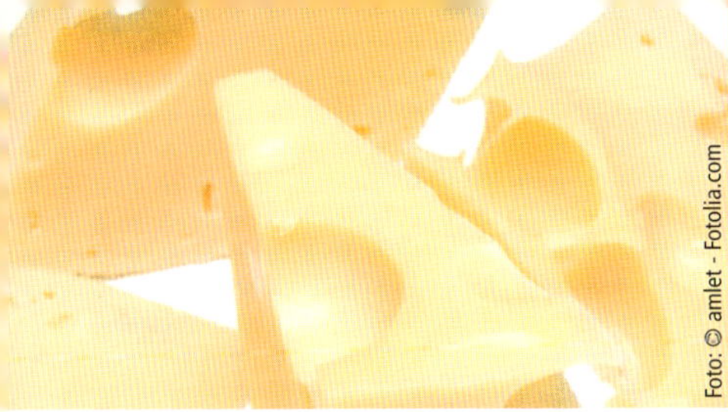

sowie die Mund- und Rachenschleimhaut betroffen. Bis klinische Mangelsymptome auftreten, dauert es aber oft mehrere Jahre. Das in Leber und Skelettmuskulatur gespeicherte Vitamin B_{12} reicht lange Zeit aus, um die vom Stoffwechsel benötigte Menge aufzubringen. Ein Mangel ist meist nicht Folge einer zu geringen Vitaminaufnahme mit der Nahrung, sondern einer gestörten Resorption im Darm. Davon sind überwiegend Personen über 65 Jahren betroffen, bei denen oftmals eine Veränderung der Magenschleimhaut vorliegt.
Bei lang anhaltendem Vitamin-B_{12}-Mangel kann sich eine Anämie ausbilden: Folsäure kann nicht in ihre aktive Form überführt werden, folglich kommt es zu einer Störung der Blutbildung. Weitaus schwerwiegender allerdings ist die sog. funikuläre Myelose, bei der sich Teile des Rückenmarks zurückbilden und es zu irreversiblen Schädigungen des Nervensystems kommt.

Überversorgung

Da sehr hohe Vitamin-B_{12}-Dosierungen im Darm nicht aufgenommen und Überschüsse mit dem Urin ausgeschieden werden, treten keine Nebenwirkungen auf.

So können Sie die Empfehlung für die tägliche Vitamin-B_{12}-Zufuhr decken:

- 150 g Seelachs (Köhler) oder
- 1 Rinderfilet (200 g) oder
- 1 Truthahnbrust (125 g), 1 Hühnerei und 1 Scheibe Emmentaler

TIPP

- Zwei- bis dreimal die Woche Fleisch essen
- Vegetarische Kost mit Milchprodukten und Eiern gegenüber einer veganen Kost bevorzugen

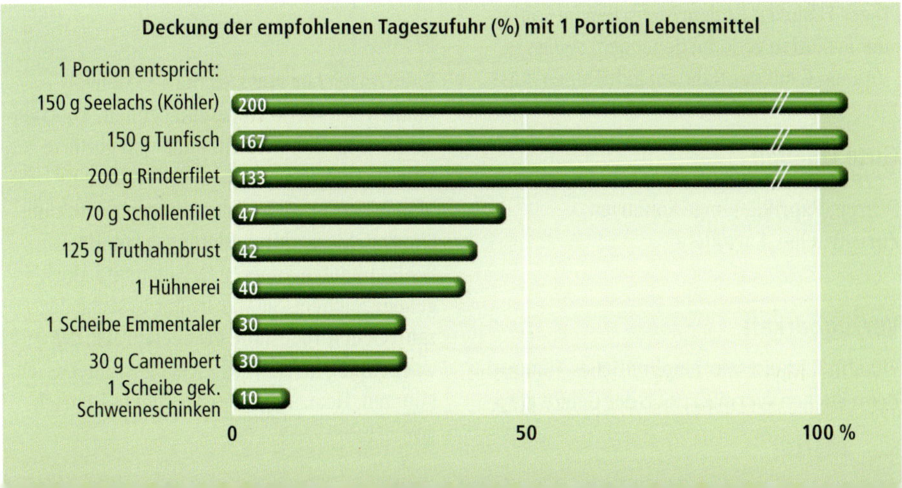

Vitamin C (Ascorbinsäure)

Funktion

Die Funktionen von Vitamin C sind vielfältig. Es

- macht freie Radikale und krebsauslösende Nitrosamine aus Lebensmitteln unschädlich
- fördert die Aufnahme von Eisen in den Körper
- unterstützt den Aufbau von Bindegewebe, Knorpel, Knochen und Zähnen
- fördert Wundheilung und Narbenbildung
- ist an der Bildung von Botenstoffen im Nervensystem beteiligt

Empfohlene Zufuhr

Erwachsene: 100 mg pro Tag
Schwangere: 110 mg pro Tag
Stillende: 150 mg pro Tag

Besonderheit: Vitamin C ist das bekannteste der Vitamine. Die meisten Tierarten können es aus Traubenzucker (Glukose) selbst herstellen. Diese Fähigkeit ist dem Menschen im Laufe der Evolution verloren gegangen, sodass er Vitamin C mit der Nahrung aufnehmen muss.

Gute Quellen

Beeren, Paprika, einige Kohlarten, Zitrusfrüchte, Kartoffeln

Verfügbarkeit

Vitamin C ist ein sehr empfindliches Vitamin. Beim Kochen verringert sich der Gehalt etwa um die Hälfte. Auch langes Warmhalten von Speisen führt zu starken Veränderungen. Da beim Einfrieren und Dosenkonservieren nur wenig Vitamin C abgebaut wird, ist in diesen Produkten meist noch mehr Ascorbinsäure enthalten als in frischem Gemüse, das mehrere Tage gelagert wurde.
Das mit der Nahrung zugeführte Vitamin C wird zu 80–90 % vom Körper aufgenommen, die Resorptionsrate sinkt allerdings mit steigender Dosis.

Versorgungslage

Die Vitamin-C-Versorgung ist in Mitteleuropa gut. Die Deutschen nehmen das Vitamin vor allem über frisches Grüngemüse, Kartoffeln, Obst und Zitrusfrüchte auf. Auch Säfte tragen stark zur Versorgung mit Vitamin C bei.

Mangel

Erste Anzeichen eines Vitamin-C-Mangels können Schwäche, Abgeschlagenheit, Knochenschmerzen, Zahnfleischbluten und gestörte Wundheilung sein. Ein starker Vitamin-C-Mangel äußert sich in der Mangelerkrankung Skorbut. Sie ist durch Blutungen von Haut, Schleimhäuten, inneren Organen und Muskeln gekennzeichnet. Sie war früher Ursache der zahlreichen Todesfälle bei Seefahrern, die wochenlang keine frischen Lebensmittel essen konnten. Heutzutage tritt Skorbut in Deutsch-

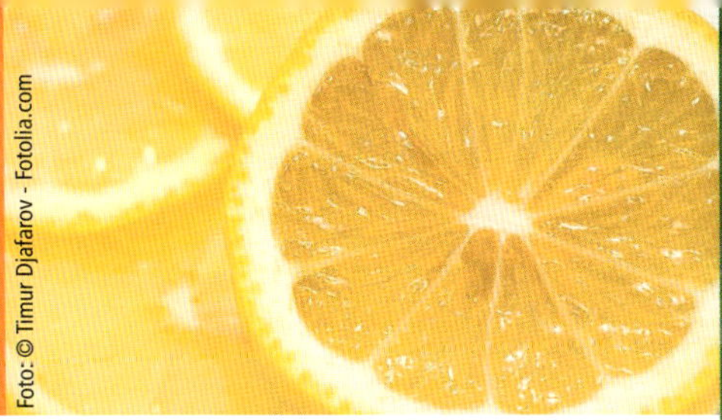

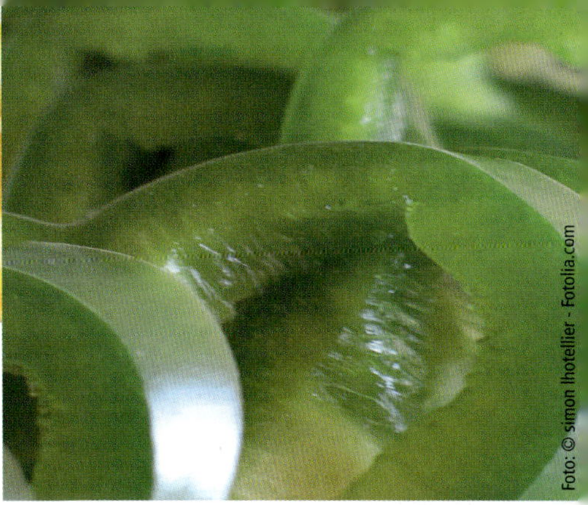

land nicht mehr auf. Raucher benötigen täglich etwa 50 mg Vitamin C zusätzlich, da sie größere Mengen des Vitamins umsetzen als Nichtraucher. Auch beispielsweise bei Einnahme von Verhütungsmitteln, während der Schwangerschaft, bei Infektionen, nach Operationen und bei Krebserkrankungen ist der Vitamin-C-Bedarf erhöht.

Überversorgung

Nebenwirkungen können nur nach Einnahme hoch dosierter Vitaminpräparate, nicht aber über Nahrungsmittel auftreten. Symptome sind u. a.:

- Durchfall
- Blähungen
- gesteigerte Eisenaufnahme bei bestimmten Vorerkrankungen

So können Sie die Empfehlung für die tägliche Vitamin-C-Zufuhr decken:

- 1 Portion schwarze Johannisbeeren (125 g) oder
- 1 Portion Erdbeeren (200 g) oder
- 1 Kiwi oder
- 1 Orange und 2 Kartoffeln oder
- 1 grüne Paprikaschote

TIPP

- Täglich frisches Obst und Gemüse, das liefert reichlich Vitamin C
- Gemüse nur kurz dünsten, um Vitaminverluste zu minimieren
- Rauchen erhöht den Vitaminbedarf um etwa 50 %

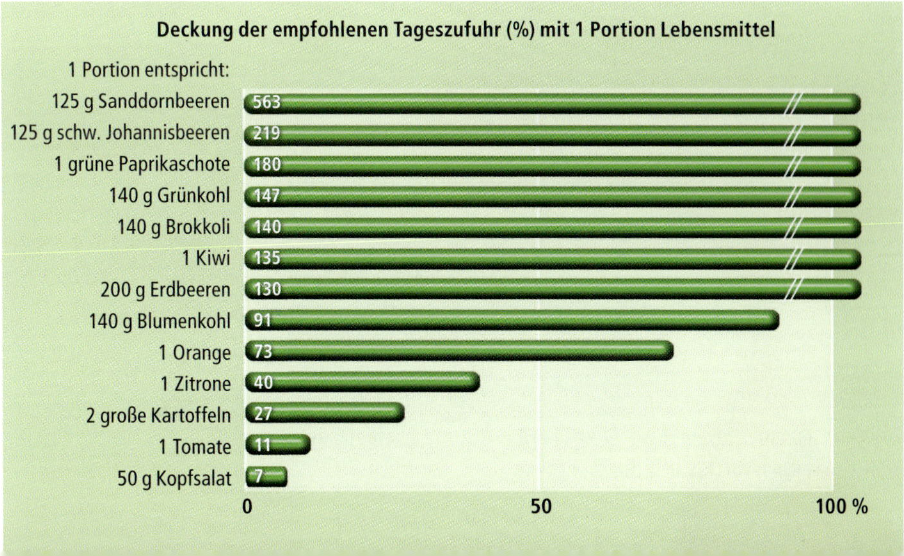

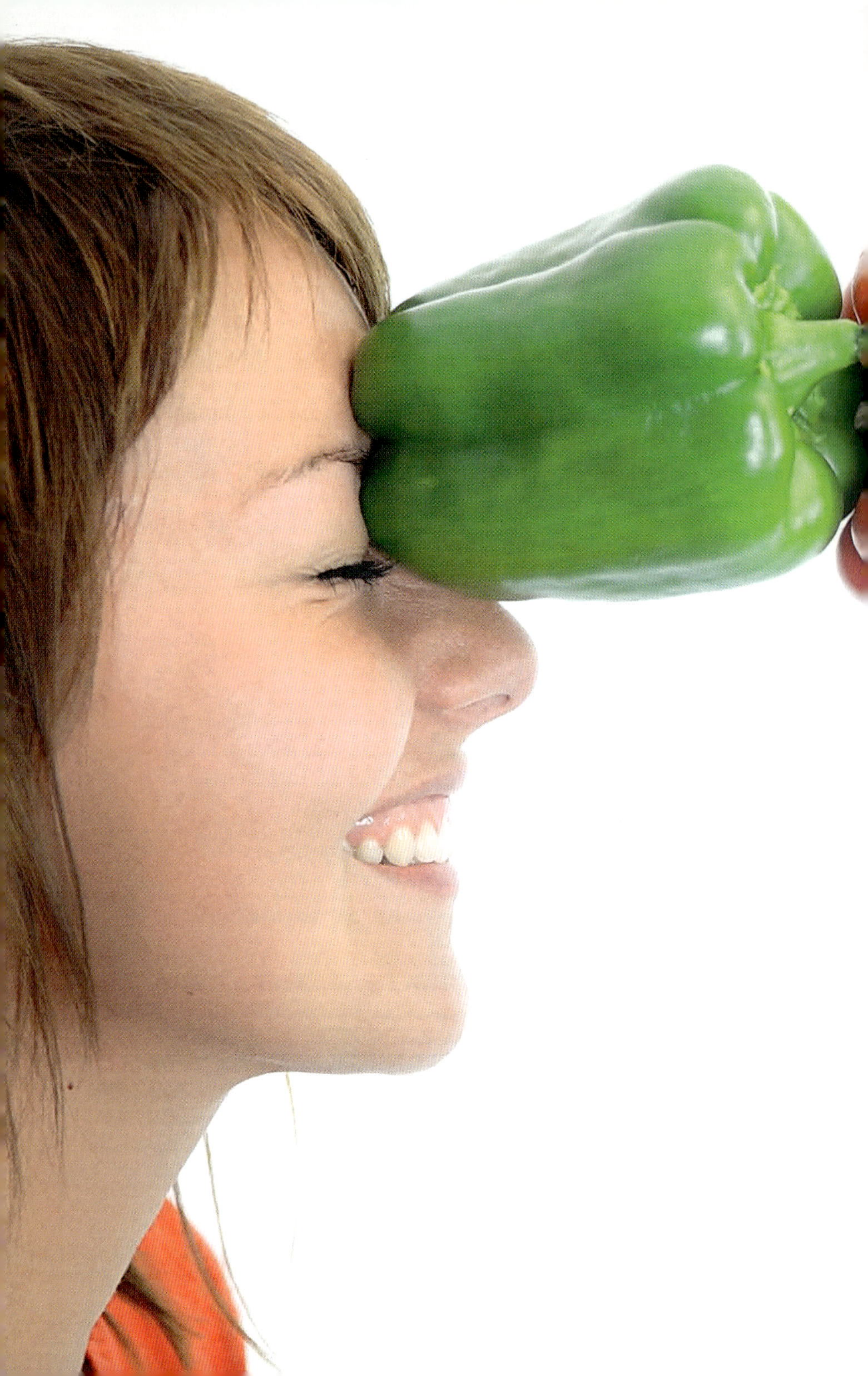

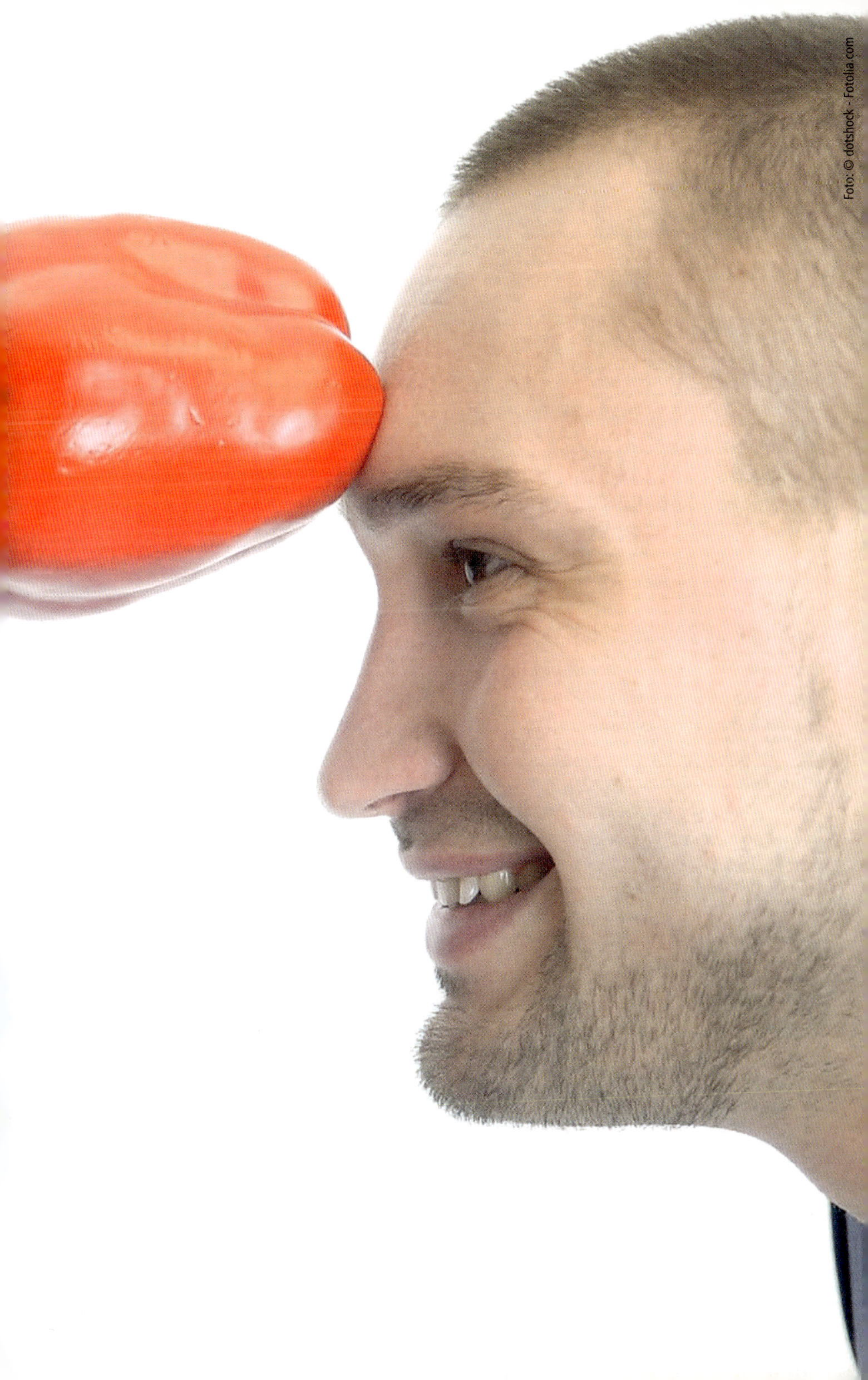

Foto: © dotshock - Fotolia.com

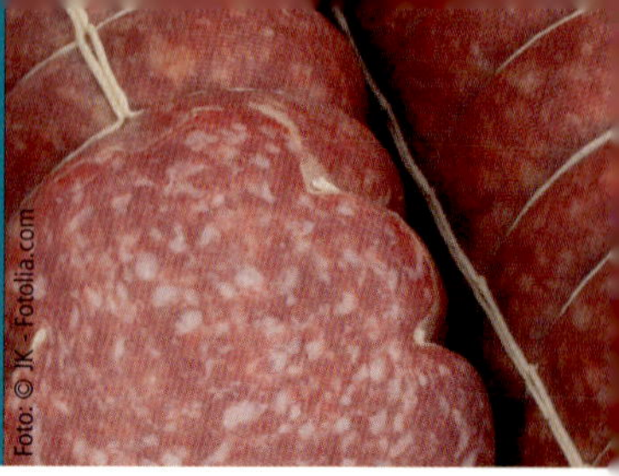

Natrium

Funktion

Natrium ist ein Alkalimetall und
- reguliert den Wasserhaushalt
- reguliert die Aktivität von Enzymen
- ist am Säure-Basen-Haushalt beteiligt
- spielt eine Rolle bei der Weiterleitung von Nervensignalen

Empfohlene Zufuhr (Schätzwert)

Erwachsene: 550 mg (24 mmol) pro Tag
Schwangere: 620 mg (27 mmol) pro Tag
Stillende: 690 mg (30 mmol) pro Tag

Besonderheit: Natrium wird u. a. mit dem Schweiß abgesondert. Bei starkem Schwitzen gehen so mehr als 0,5 g des Mineralstoffs pro Liter Schweiß verloren.

Gute Quellen

Kochsalz (NaCl), alle verarbeiteten salzhaltigen Produkte wie Wurstwaren, Käse, Brot, Fertiggerichte oder Konserven

Verfügbarkeit

Natrium ist fast vollständig für den Körper verfügbar.
Bei der Zubereitung geht Natrium lediglich ins Koch- und Waschwasser über.

Versorgungslage

Die Zufuhr von Natrium erfolgt im Wesentlichen in Form von Kochsalz. Die Deutschen nehmen sehr viel Kochsalz und damit eher zu viel Natrium auf.

Mangel

Ein Natriummangel kann neben einer unzureichenden Aufnahme bei starkem Durchfall, anhaltendem Erbrechen, starkem Schwitzen und bei einigen Nierenerkrankungen auftreten. Symptome können sein:
- niedriger Blutdruck
- erhöhter Puls
- Teilnahmslosigkeit
- Muskelkrämpfe

Überversorgung

Eine lang andauernde erhöhte Natriumaufnahme kann zu folgenden Symptomen führen:
- Ödeme (Flüssigkeitsansammlungen im Gewebe)
- Unruhe
- bei genetischer Veranlagung in Kombination mit Chlorid Bluthochdruck
- Schläfrigkeit
- Übererregbarkeit der Muskulatur
- Haut- und Schleimhautaustrocknung

Ein Zuviel an Kochsalz bewirkt zudem vermehrte Calciumverluste, was den Knochenabbau för-

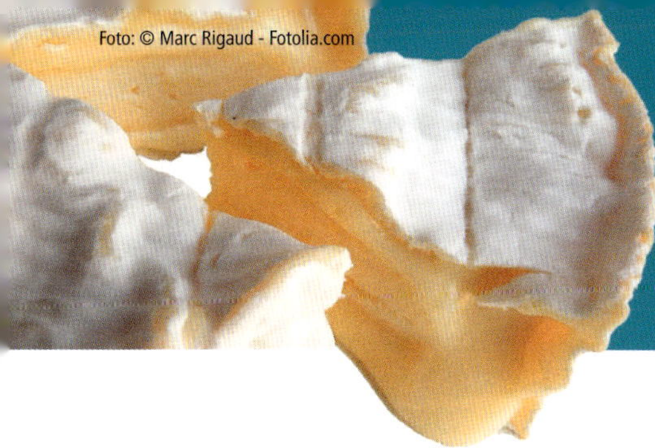
Foto: © Marc Rigaud - Fotolia.com

dert und somit das Osteoporoserisiko erhöhen kann.
Eine Kochsalzvergiftung kann zu Atem- und Herzstörungen führen.

So können Sie die Empfehlung für die tägliche Natriumzufuhr decken:

- 2 Scheiben Weizenvollkornbrot und 1 Scheibe Gouda oder
- 1 Scheibe gekochter Schinken, 1 Scheibe Weizenvollkornbrot und 250 ml fettarme Milch

TIPP

- Bewusst und sparsam mit Kochsalz umgehen
- Zum Würzen besser Kräuter und Gewürze verwenden
- Erst die Speisen probieren, dann evtl. vorsichtig mit Jodsalz nachsalzen
- Die Mahlzeiten am besten mit frischen, naturbelassenen Lebensmitteln anstelle von Fertigprodukten zubereiten, dann hat man das Würzen selbst in der Hand

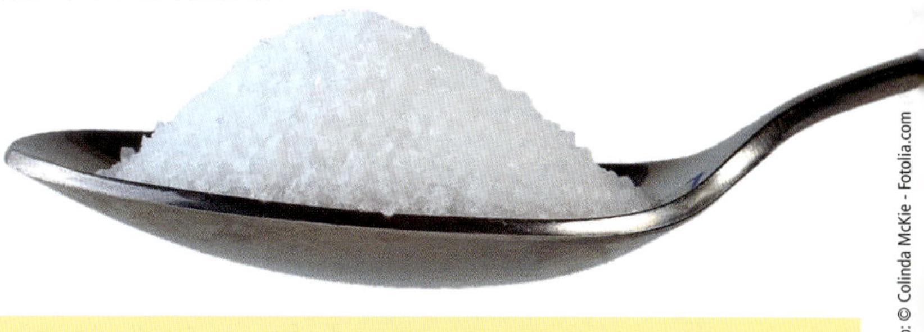
Foto: © Colinda McKie - Fotolia.com

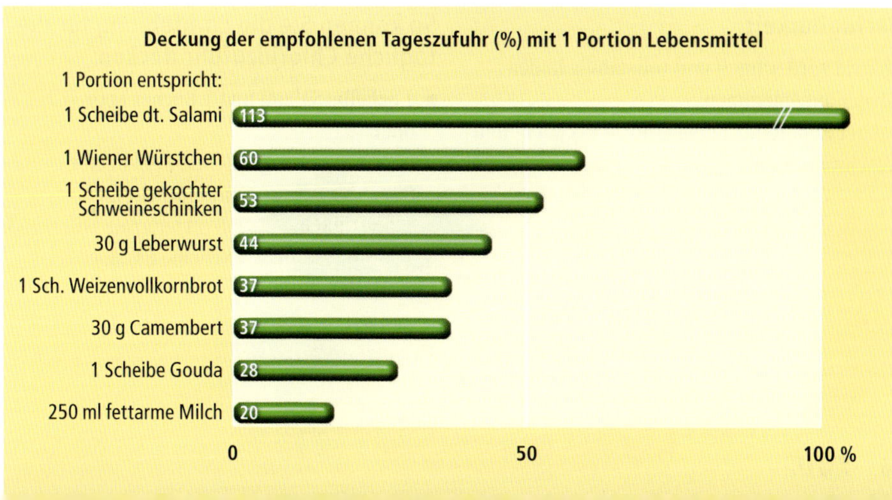

Chlorid

Funktion

Chlorid ist meist an Natrium oder Kalium gebunden. Es

- ist Bestandteil der Magensäure und der Knochen
- ist in der Gehirn-Rückenmarks-Flüssigkeit enthalten
- reguliert den Wasserhaushalt des Körpers
- ist am Säure-Basen-Haushalt beteiligt

Empfohlene Zufuhr (Schätzwert)

Erwachsene: 830 mg pro Tag

Gute Quellen

Kochsalz (NaCl), alle verarbeiteten salzhaltigen Produkte wie Wurstwaren, Käse, Brot, Fertiggerichte oder Konserven

Verfügbarkeit

Chlorid wird schnell und vollständig in den Körper aufgenommen.
Bei der Zubereitung geht Chlorid ins Koch- und Waschwasser über.

Versorgungslage

Die Chloridversorgung in Deutschland ist gut. Da die Zufuhr meist in Form von Kochsalz erfolgt, wird die empfohlene Zufuhr mehr als gedeckt.

Mangel

Ein Mangel ist äußerst selten und tritt nur bei angeborenen Störungen der Chloridaufnahme im Darm oder nach lang anhaltendem Erbrechen auf. Symptome können sein:

- Wachstums- und Entwicklungsstörungen
- Muskelschwäche
- Durchfall
- Entwässerung

Überversorgung

Eine Chlorid-Überversorgung wird nur sehr selten beobachtet.

So können Sie die Empfehlung für die tägliche Chloridzufuhr decken:

- 1 Scheibe Salami und 1 Becher Kefir (125 g) oder
- 1 Scheibe gekochter Schweineschinken, 250 ml fettarme Milch und 1 Scheibe Emmentaler

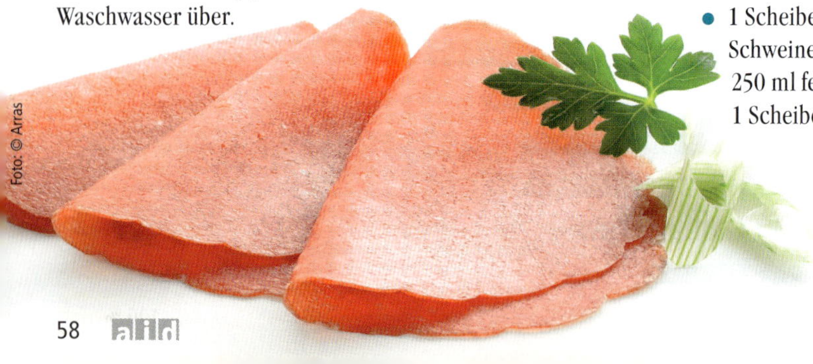

Foto: © Aras

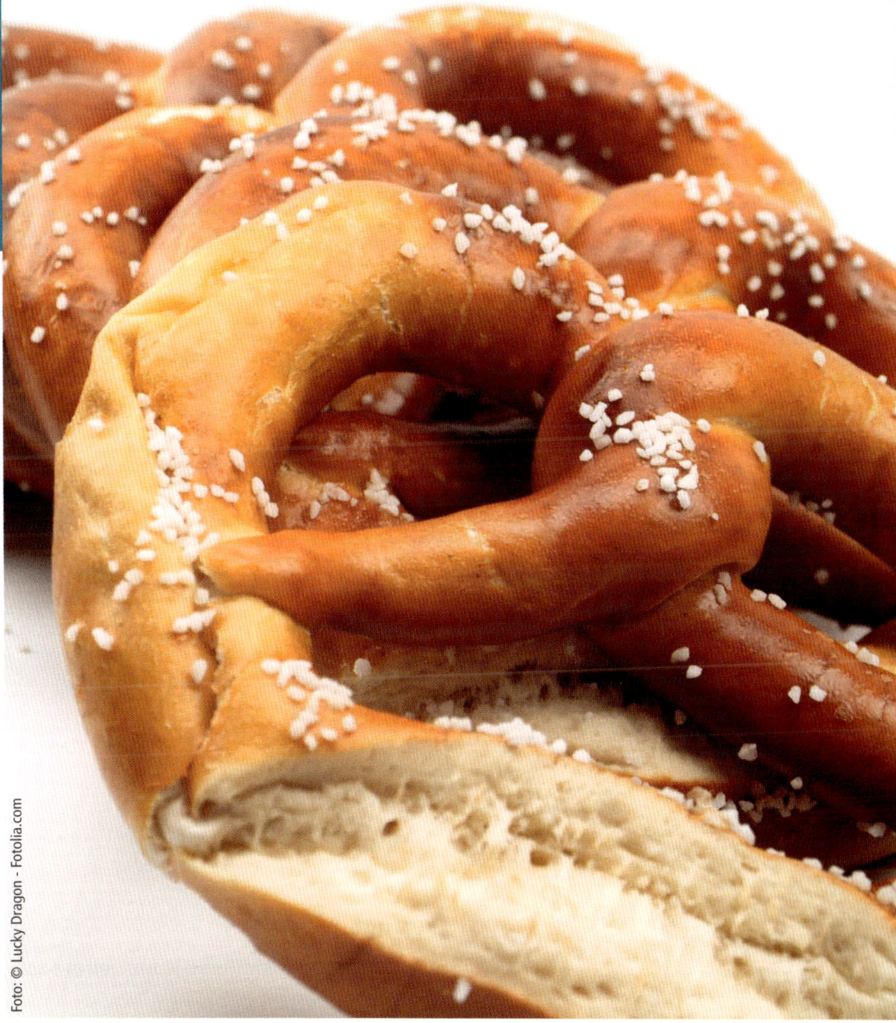
Foto: © Lucky Dragon - Fotolia.com

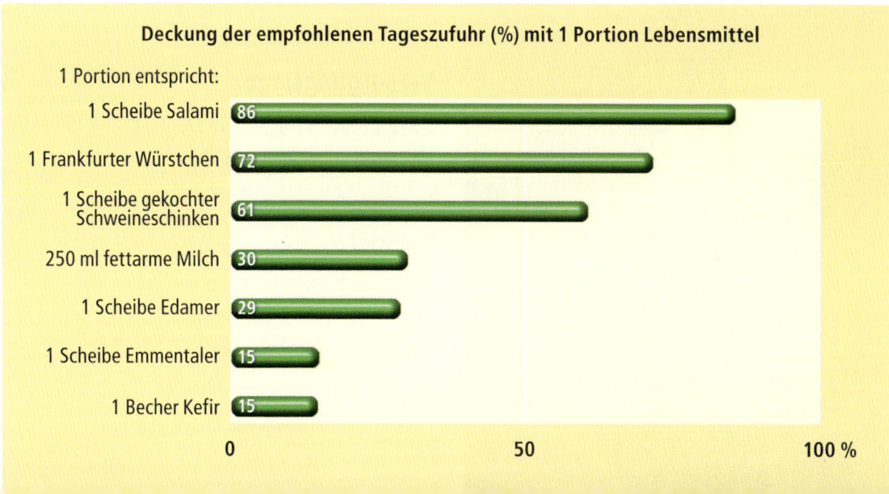
Deckung der empfohlenen Tageszufuhr (%) mit 1 Portion Lebensmittel
1 Portion entspricht:
1 Scheibe Salami
86
1 Frankfurter Würstchen
72
1 Scheibe gekochter Schweineschinken
61
250 ml fettarme Milch
30
1 Scheibe Edamer
29
1 Scheibe Emmentaler
15
1 Becher Kefir
15
0
50
100 %

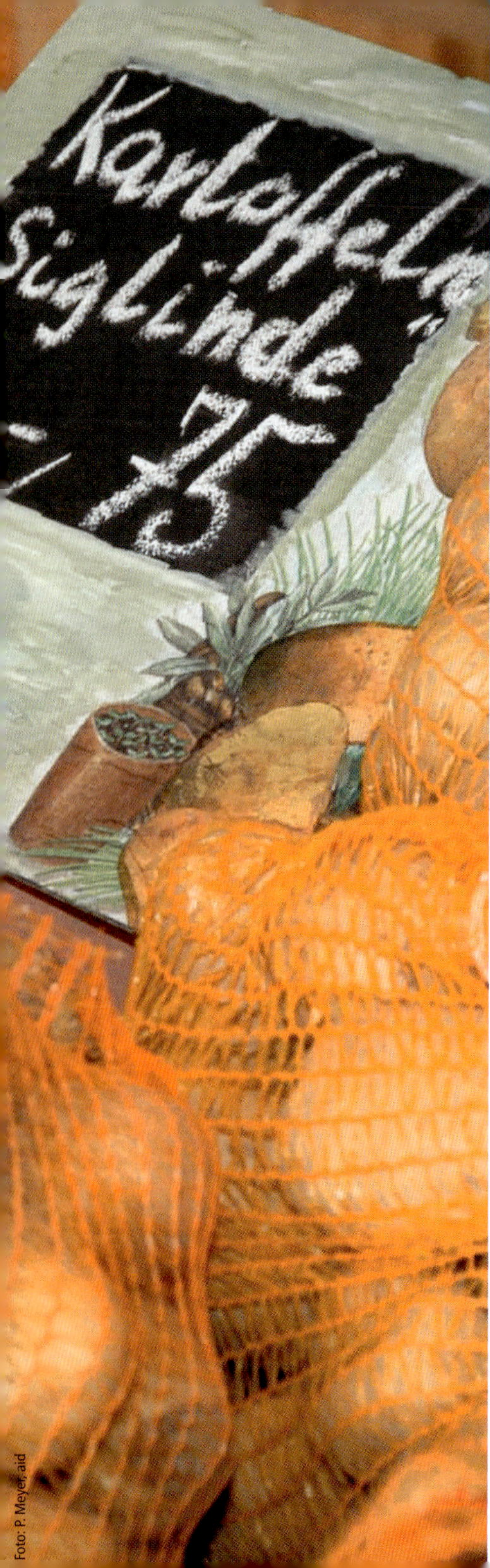

Foto: P. Meyer, aid

Kalium

Funktion

Kalium ist wie Natrium ein Alkalimetall. Es

- reguliert den Wasserhaushalt des Körpers
- ist an der Weiterleitung von Nervensignalen beteiligt

Empfohlene Zufuhr (Schätzwert)

Erwachsene, Schwangere und Stillende: 2.000 mg pro Tag

Gute Quellen

Gemüse, Obst, Fleisch

Verfügbarkeit

Kalium wird zu mehr als 90 % vom Körper aufgenommen.
Bei der Zubereitung geht ein großer Teil ins Koch- und Waschwasser über.

Versorgungslage

Die Kaliumversorgung in Deutschland über die Nahrung ist sichergestellt.

Mangel

Zu Mangelerscheinungen kommt es nur aufgrund von hohen Kaliumverlusten bei starkem Erbrechen oder Durchfall und bei Personen

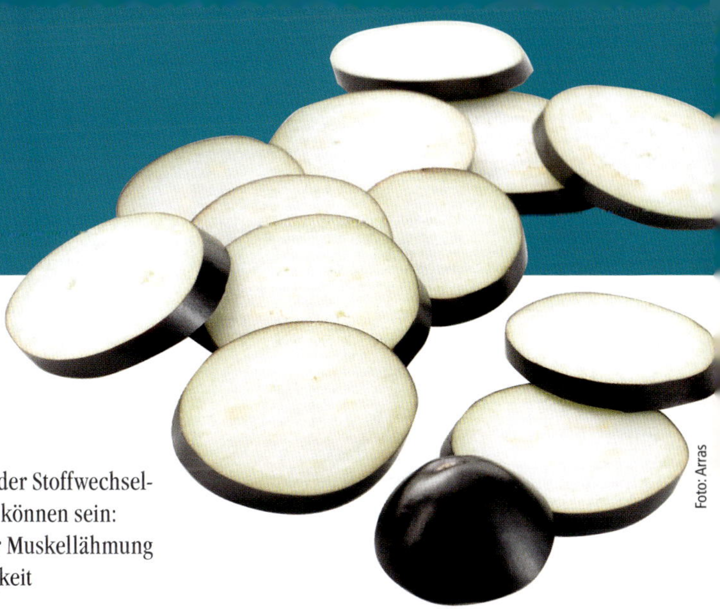

Foto: Arras

mit chronischen Nieren- oder Stoffwechselerkrankungen. Symptome können sein:

- Muskelschwäche bis zur Muskellähmung
- Störungen der Herztätigkeit
- Darmverschluss

Überversorgung

Bei Patienten mit chronischem Nierenversagen ist die Kaliumausscheidung gestört und es kann zu Störungen der Herzfunktion bis hin zur Herzlähmung kommen.

So können Sie die Empfehlung für die tägliche Kaliumzufuhr decken:

- 1 Rinderfilet (200 g), 1 Portion Spinat (140 g) und 2 Kartoffeln oder
- 1 Schweinekotelett (125 g), 2 große Kartoffeln, 1 Portion Grünkohl (140 g) und 1 Banane

Deckung der empfohlenen Tageszufuhr (%) mit 1 Portion Lebensmittel

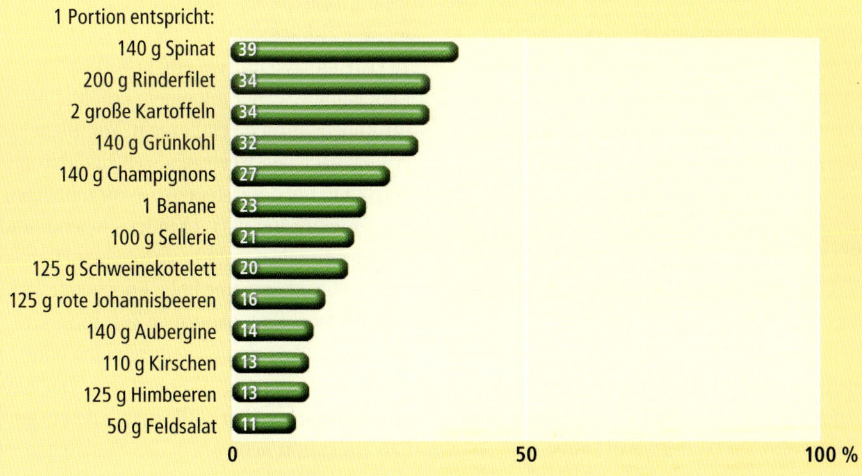

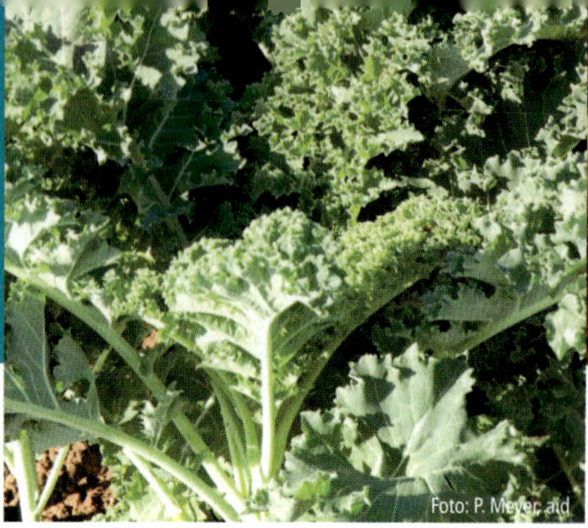

Calcium

Funktion

Calcium ist mengenmäßig der bedeutendste Mineralstoff im Körper. Calcium

- ist der wichtigste Baustein von Knochen und Zähnen
- spielt eine Rolle bei der Blutgerinnung
- ist an der Weiterleitung von Nervensignalen im Muskel beteiligt
- trägt zur Ausschüttung einiger Hormone und Enzyme bei
- stabilisiert Zellwände

Empfohlene Zufuhr

Erwachsene, Schwangere und Stillende: 1.000 mg pro Tag

Gute Quellen

Milch und Milchprodukte, calciumreiche Mineralwässer (mindestens 150 mg Calcium pro Liter), einige Gemüsearten wie Brokkoli, Grünkohl und Spinat sowie Nüsse (Mandeln, Haselnüsse, Paranüsse)

Verfügbarkeit

Bei der Zubereitung geht Calcium durch Auswaschen ins Koch- und Waschwasser über. Von der tatsächlich zugeführten Calciummenge werden im Durchschnitt nur bis zu 50 % in den Körper aufgenommen. Pflanzliche Nahrungsinhaltsstoffe wie Oxalsäure in Spinat oder Rhabarber und Phytinsäure in Getreide bilden mit Calcium schwer lösliche Verbindungen. Diese kann der Körper nicht resorbieren. Auch gesättigte Fettsäuren schränken die Aufnahme ein. Förderlich wirken hingegen Vitamin D, Milchzucker, einige Aminosäuren und Fruchtsäuren. Während der Schwangerschaft und Stillzeit ist die Aufnahme in den Körper erhöht.

Versorgungslage

Vor allem bei Kindern und Jugendlichen, aber auch in den anderen Altersgruppen ist die Calciumversorgung in Deutschland nicht zufrieden stellend.

Mangel

Eine ausreichende Calciumversorgung ist wichtig, um die Stabilität der Knochen zu erhalten. Ein Calciummangel kann im Alter zu Osteoporose führen, einem Verlust an Knochenmasse, der mit einem erhöhten Risiko für Knochenbrüche einhergeht. Vor allem Frauen nach den Wechseljahren sind davon betroffen. Um der Osteoporose vorzubeugen, ist es wichtig, bereits im Kindes-, Jugend- und jungen Erwachsenenalter ausreichend Calcium aufzunehmen, um eine hohe Knochendichte zu erreichen. Eine zu geringe Zufuhr in jungen Jahren lässt sich nicht durch eine hohe Calciumaufnahme im Alter ersetzen. Doch auch im Erwachsenenalter sollte man auf eine gute Calciumzufuhr achten, um den Knochenabbau zu verlangsamen.

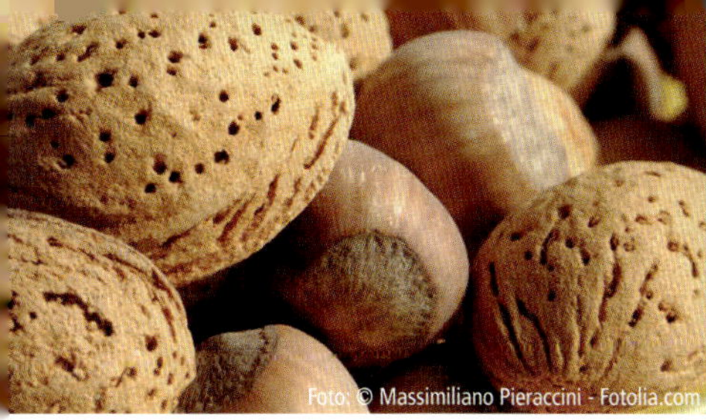

Foto: © Massimiliano Pieraccini - Fotolia.com

Überversorgung

Eine Überversorgung mit Calcium kann bei Menschen, die eine entsprechende Neigung haben, zur Harnsteinbildung führen. Harnsteine bestehen aus Calciumsalzen und entstehen, wenn der Harn mit Calcium übersättigt ist. Ein Verzehr von großen Milchmengen (ca. 3,5 Liter pro Tag, das entspricht 3.000-5.000 mg Calcium pro Tag) über einen längeren Zeitraum kann zur sog. Kalk-Gicht führen. Hierbei kommt es zur Verkalkung von Lungen, Nieren und Unterhautgewebe.

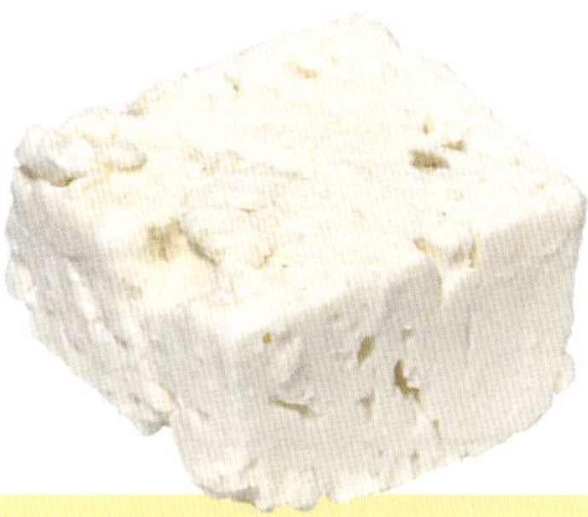

Foto: © rgbdigital.co.uk - Fotolia.com

So können Sie die Empfehlung für die tägliche Calciumzufuhr decken:

- 2 Scheiben Emmentaler, 1 Portion Brokkoli (140 g), 30 g Camembert und 1 Becher fettarmer Jogurt (150 g) oder
- 1 Portion Grünkohl (140 g), 400 ml fettarme Milch, 1 Portion Porree (140 g) und ein Becher Buttermilch

TIPP

- Neben der Calciumzufuhr auch auf eine ausreichende Versorgung mit Vitamin D (z. B. in Hering, Makrele und Lachs) achten, das fördert die Calciumeinlagerung in die Knochen
- Öfters im Freien aufhalten, da Vitamin D durch UV-Licht in der Haut gebildet wird
- Regelmäßig Sport treiben – körperliche Bewegung unterstützt die Bildung von Knochenmasse

Deckung der empfohlenen Tageszufuhr (%) mit 1 Portion Lebensmittel

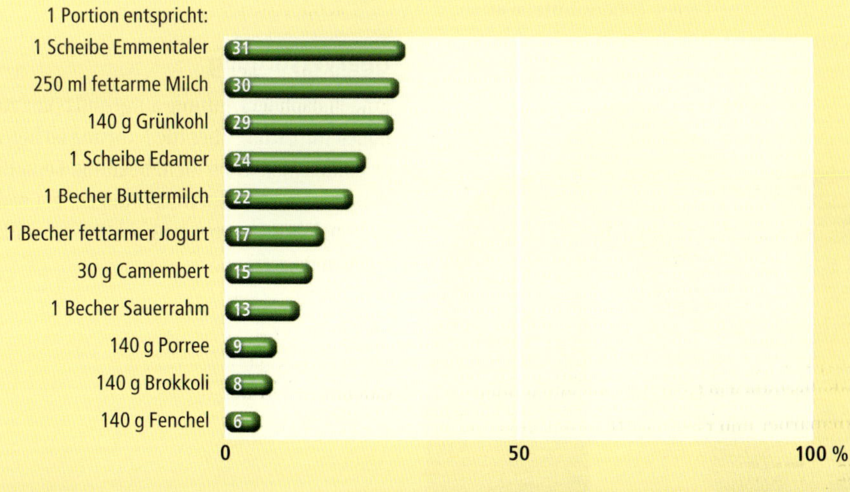

Phosphor

Funktion

Phosphor
- ist Bestandteil des wichtigsten Energielieferanten des Körpers (ATP)
- ist ein bedeutendes Element beim Ablauf vieler Stoffwechselreaktionen
- ist gemeinsam mit Calcium Knochen- und Zahnbestandteil
- ist ein Baustein des Erbgutes

Empfohlene Zufuhr

Erwachsene: 700 mg pro Tag
Schwangere: 800 mg pro Tag
Stillende: 900 mg pro Tag

Gute Quellen

Proteinreiche Lebensmittel wie Fleisch, Wurstwaren, Fisch, Eier, Milch und Milchprodukte; industriell verarbeitete Lebensmittel wie Schmelzkäse und Brühwurst

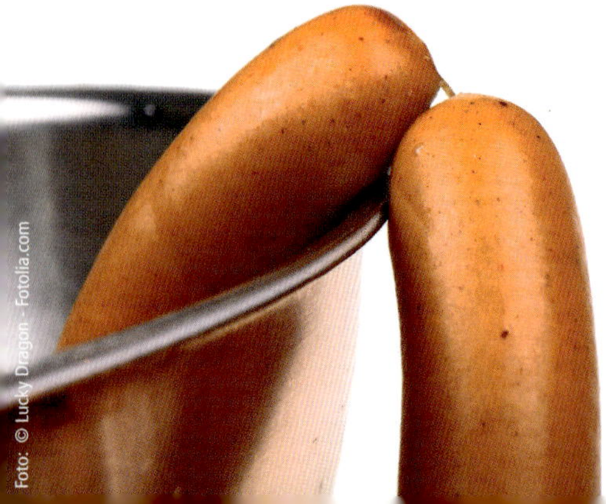

Verfügbarkeit

Bei der Zubereitung geht Phosphor nur durch Auswaschen ins Koch- und Waschwasser über. Einige Mineralstoffe wie Eisen, Calcium und Aluminium verringern die Aufnahme von Phosphor, Vitamin D hingegen fördert sie.

Versorgungslage

Ein ernährungsbedingter Phosphormangel ist in Deutschland nicht bekannt. Fast alle Lebensmittel enthalten Phosphor.

Mangel

Ein Phosphormangel kann bei künstlicher Ernährung, Nierenfunktionsstörungen und Vitamin-D-Mangel auftreten. Er äußert sich durch Störungen im Wachstum und in Knochenmineralisation.

Überversorgung

Eine Phosphorvergiftung aufgrund einer zu hohen Aufnahme über die Nahrung ist bei gesunden Menschen nicht bekannt. Lediglich Personen mit Nierenerkrankungen, bei denen die Phosphorausscheidung gestört ist, sind gefährdet.

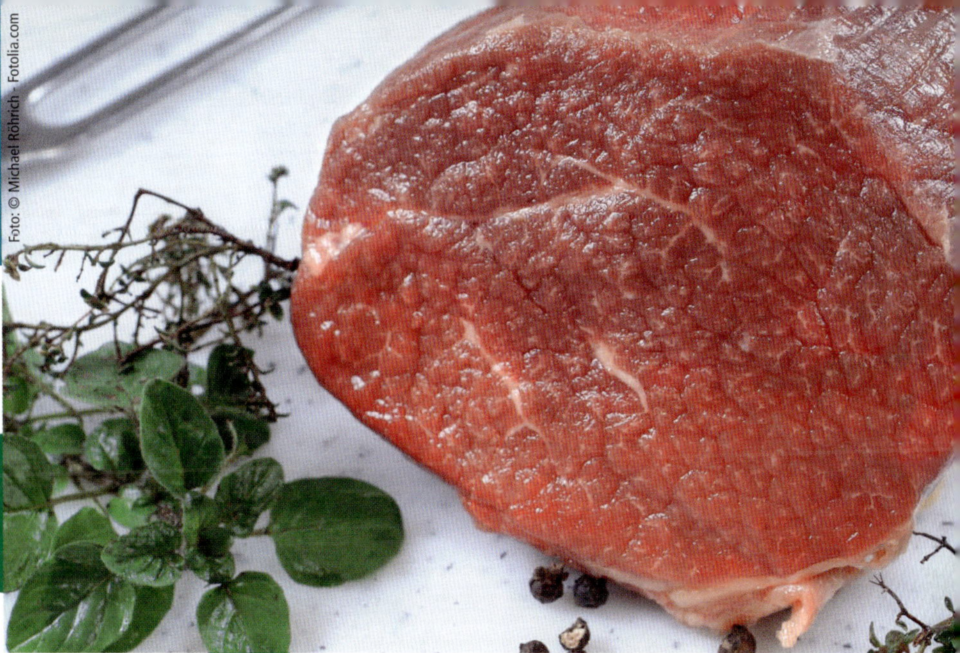
Foto: © Michael Röhrich - Fotolia.com

So können Sie die Empfehlung für die tägliche Phosphorzufuhr decken:

- 1 Portion Hähnchenbrust (200 g), 250 ml fettarme Milch und 1 Hühnerei oder
- 200 g Makrele und 250 ml fettarme Milch

Übrigens: Ein bestimmtes Calcium-/Phosphor-Verhältnis muss entgegen früherer Empfehlungen nicht eingehalten werden. Entscheidend für den Knochenerhalt ist vor allem eine ausreichende Zufuhr an Calcium – unabhängig von der Phosphoraufnahme.

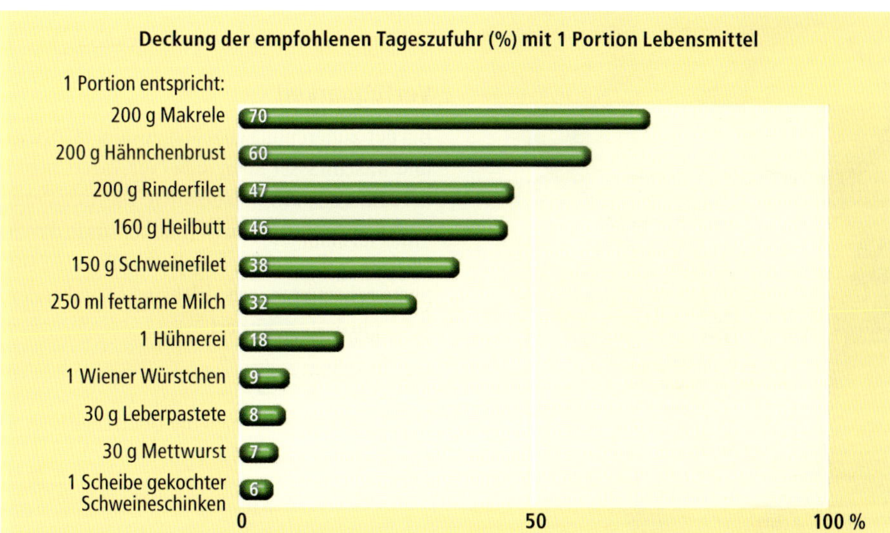

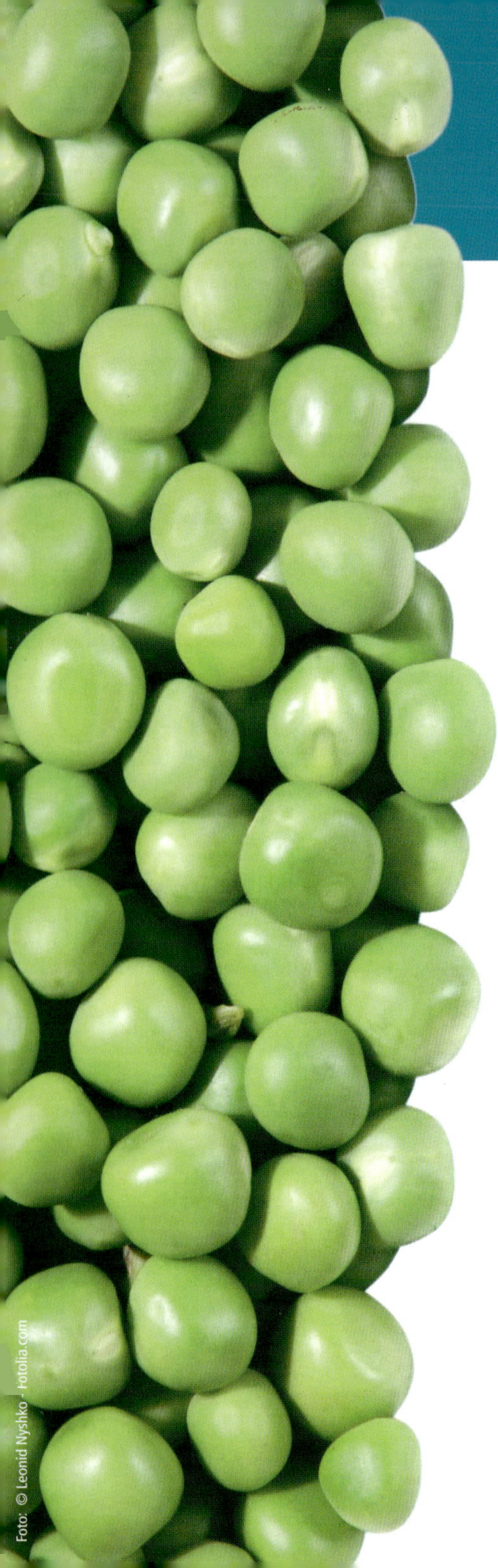

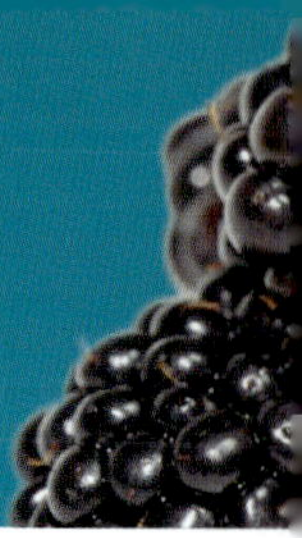

Magnesium

Funktion

Magnesium

- aktiviert Enzyme des Energiestoffwechsels
- ist Bestandteil des Knochens
- ist an der Speicherung und Freisetzung von Hormonen beteiligt
- spielt bei der Signalübertragung im Muskel eine Rolle

Empfohlene Zufuhr

Männer: 350–400 mg pro Tag
Frauen: 300–310 mg pro Tag
Schwangere: 310 mg pro Tag
Stillende: 390 mg pro Tag

Gute Quellen

Vollkornprodukte, Hülsenfrüchte, Milch und Milchprodukte, Fleisch, Fisch, Gemüse

Verfügbarkeit

Bei der Zubereitung geht Magnesium ins Koch- und Waschwasser über, dabei verringert sich der Mineralstoffgehalt deutlich. Die Aufnahme in den Körper wird durch Alkohol sowie durch Oxalsäure, Phytinsäure, Ballaststoffe und Phosphate gehemmt, durch Milchzucker und andere Kohlenhydrate gefördert.

Versorgungslage

Im Durchschnitt nehmen die Deutschen ausreichend Magnesium auf.

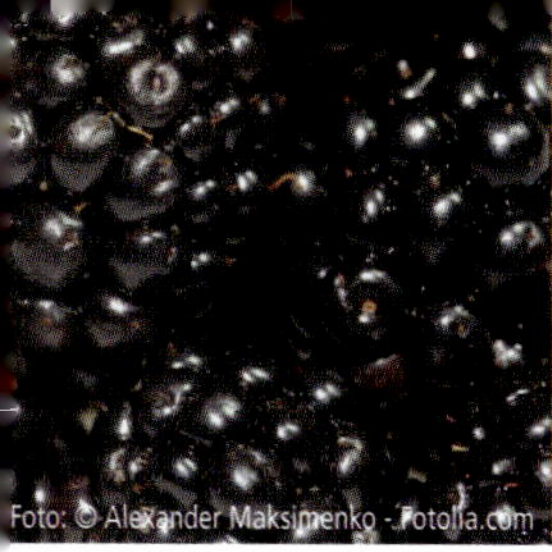

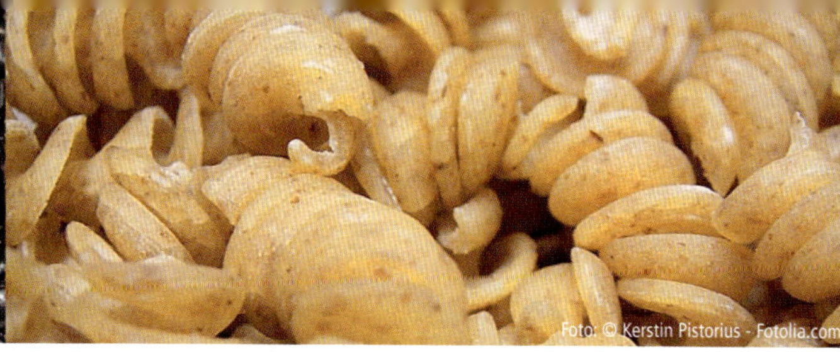

Mangel

Ein Magnesiummangel kann durch eine unzureichende Zufuhr mit der Nahrung entstehen. Gefährdet sind Alkoholiker, Personen mit Erkrankungen des Magen-Darm-Traktes und solche, die Medikamente einnehmen. Ein schwerer Magnesiummangel kann zur Funktionsstörung von Herz- und Skelettmuskeln führen. Folgen können Muskelschwäche und Muskelkrämpfe sein.

Überversorgung

Eine Überversorgung kann bei Schwangeren auftreten, die aufgrund von Krämpfen mit Magnesiumpräparaten behandelt werden. Außerdem kann es bei einer gestörten Nierenfunktion zu einer Magnesiumvergiftung kommen. Symptome können sein:

- niedriger Blutdruck
- Schläfrigkeit
- Hautrötungen
- erhöhte Herzfrequenz
- Atemlähmung

Normalerweise schützen Erbrechen und Durchfall vor einer Magnesiumvergiftung.

So können Sie die Empfehlung für die tägliche Magnesiumzufuhr decken:

- 1 Portion Spinat (140 g), 2 Scheiben Weizenvollkornbrot, 125 g Brombeeren, 1 gehäufter EL Sonnenblumenkerne (25 g), 1 Portion Naturreis (50 g) und 50 g Kohlrabi

TIPP

- Vollkornprodukte anstelle von Weißmehlprodukten bevorzugen
- Hülsenfrüchte in den Speiseplan einbauen
- Magnesiumreiche Mineralwässer mit mindestens 100 mg Magnesium pro Liter trinken

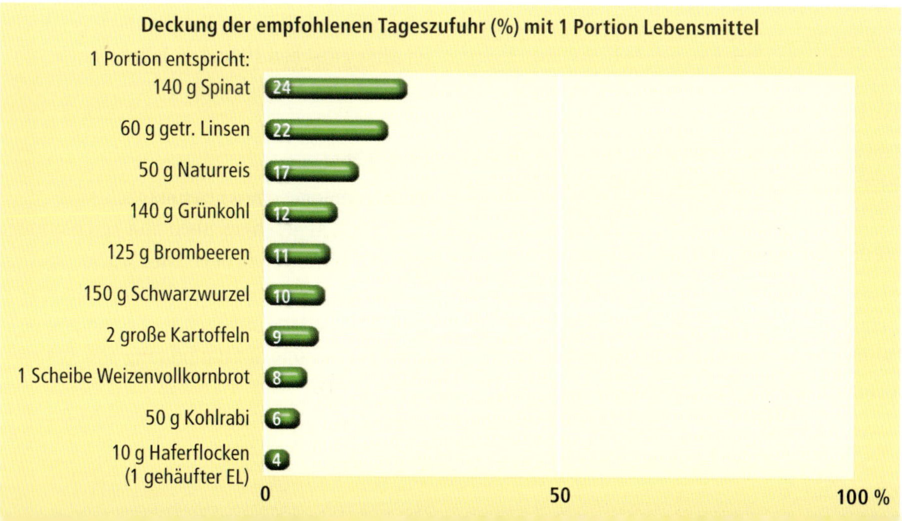

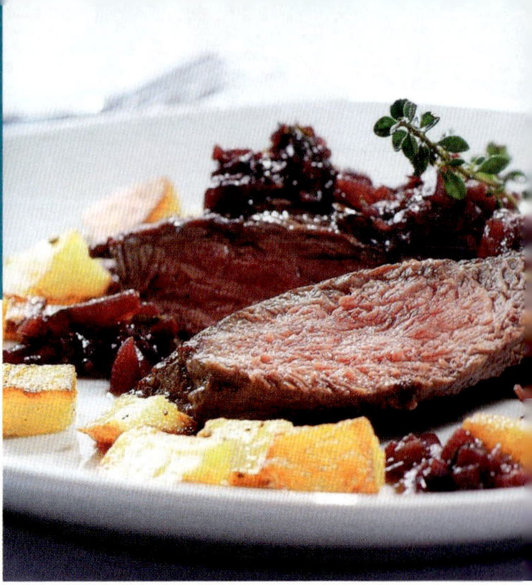

Eisen

Funktion

Eisen ist beteiligt an

- der Speicherung und dem Transport von Sauerstoff in Blut und Muskeln
- der Blutbildung
- der Regulation zahlreicher Stoffwechselvorgänge
- der Entwicklung des Gehirns von Kindern und Jugendlichen

Empfohlene Zufuhr

Männer: 10 mg pro Tag
Frauen: 10–15 mg pro Tag
Schwangere: 30 mg pro Tag
Stillende: 20 mg pro Tag

Besonderheit: Der Eisenbedarf ist im Wachstum und während der Schwangerschaft erhöht. Frauen haben aufgrund der monatlichen Verluste durch die Menstruation einen höheren Bedarf von etwa 15 mg Eisen pro Tag.

Gute Quellen

Fleisch und Fleischprodukte, Innereien, grünes Blattgemüse, Vollkornprodukte

Verfügbarkeit

Eisen geht bei der Zubereitung lediglich mit dem Wasch- oder Kochwasser verloren. Die Aufnahme des Eisens ist sehr unterschiedlich: Generell ist Eisen aus tierischen Produkten für den Körper besser verfügbar als das aus pflanzlichen Lebensmitteln. Die Aufnahme pflanzlichen Eisens kann durch Vitamin C oder durch Protein gefördert werden. Tee, Kaffee oder Milchprodukte können die Eisenaufnahme hemmen. Wie viel Eisen überhaupt vom Körper aufgenommen wird, hängt davon ab, wie gut die Eisenspeicher gefüllt sind: Wenn sie beinahe leer sind, erhöht sich die Aufnahme aus dem Darm.

Versorgungslage

Im Durchschnitt ist die Eisenversorgung der Deutschen zwar ausreichend, in einzelnen Altersgruppen ist sie allerdings ungenügend. Dies trifft vor allem auf Kinder und Jugendliche im Alter zwischen 10 und 15 Jahren sowie Frauen unter 25 Jahren zu.

Mangel

Erste Symptome eines Eisenmangels sind Müdigkeit, Abgeschlagenheit und Erschöpfung. Außerdem treten Störungen des Wärmehaushaltes, der Lernfähigkeit und des Immunsystems auf. Ein lang anhaltender Eisenmangel führt zur Störung der Blutbildung und Anämie (Blutarmut).

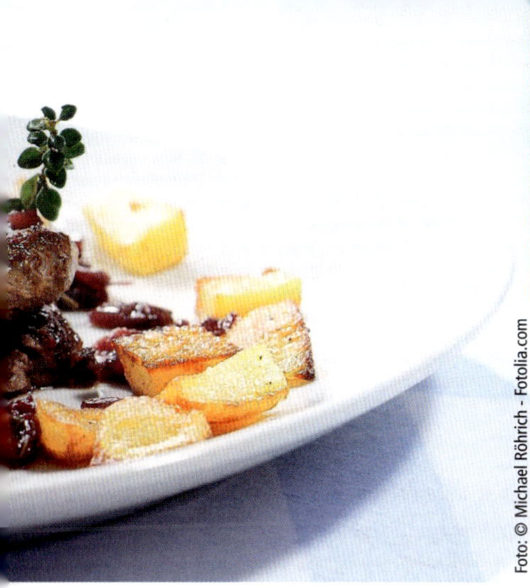

Foto: © Michael Röhrich - Fotolia.com

Überversorgung

Der menschliche Körper kann sich vor einer Überversorgung durch die Senkung der Eisenaufnahme aus dem Darm gut schützen. Trotzdem gibt es einige chronische Erkrankungen mit einer Eisenüberladung. Folgen sind Gewebeschäden in Leber, Bauchspeicheldrüse oder dem Herzmuskel.
Derzeit wird diskutiert, inwieweit ein erhöhter Eisenbestand ein Risikofaktor für z. B. Atherosklerose oder Krebs darstellt. Als Ursache wird die vermehrte Bildung freier Radikale gesehen, die durch Eisen verstärkt wird.

So können Sie die Empfehlung für die tägliche Eisenzufuhr decken:

- 1 Portion Spinat (140 g) und 200 g Rinderfilet oder
- 1 Portion Naturreis (50 g), 1 Portion Grünkohl (140 g), 1 Portion Spinat (140 g) und 1 Portion Endivie (50 g)

TIPP

- Fleisch und Wurstwaren in Maßen essen
- Reichlich Vollkornprodukte, Gemüse und Hülsenfrüchte verzehren
- Am besten zu jeder Mahlzeit Vitamin-C-reiche Lebensmittel einplanen, z. B. Paprika als Salat, Zitrone im Salatdressing, Obst als Nachtisch oder ein Glas verdünnter Fruchtsaft

Deckung der empfohlenen Tageszufuhr (%) mit 1 Portion Lebensmittel

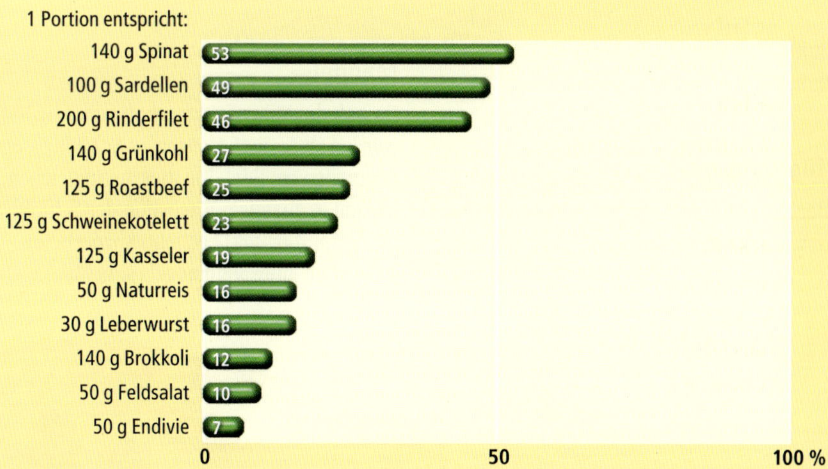

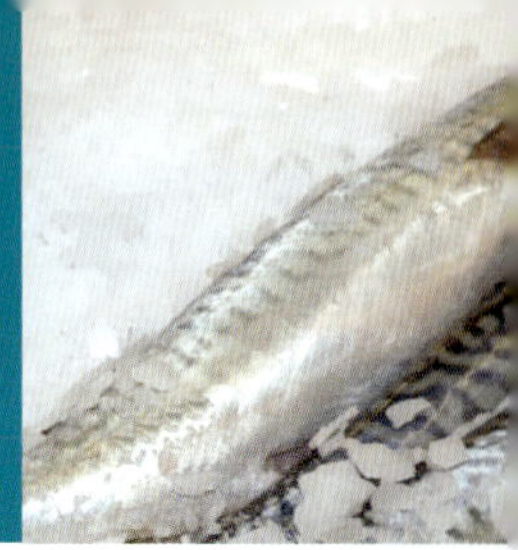

Jod

Funktion

Als elementarer Bestandteil der Schilddrüsenhormone ist Jod beteiligt an

- Wachstum und Reifung, vor allem von Gehirn und Knochen
- der Wärmeproduktion des Körpers
- Energiestoffwechsel

Empfohlene Zufuhr

In Deutschland und Österreich:
Erwachsene: 180–200 µg pro Tag
Schwangere: 230 µg pro Tag
Stillende: 260 µg pro Tag
In der Schweiz:
Erwachsene: 150 µg pro Tag
Schwangere und Stillende: 200 µg pro Tag

Gute Quellen

Seefisch, Meeresprodukte, Milch und Milchprodukte, alle mit Jodsalz hergestellten Produkte

Verfügbarkeit

Bei der Zubereitung kann Jod lediglich in das Kochwasser ausgewaschen werden. Außerdem ist es eine flüchtige Verbindung, das heißt, es verdunstet während des Kochens. Jod wird schnell und fast vollständig in den Körper aufgenommen. Nitrat in Lebensmitteln (Salat, Fenchel, Rote Bete oder gepökelte Produkte) und im Trinkwasser kann die Aufnahme von Jod aus dem Darm in den Blutkreislauf und von dort in die Schilddrüse verhindern. Jedoch ist die durchschnittliche Nitrataufnahme in Deutschland zu gering, um hier Einfluss zu nehmen. Dies gilt auch für die Zufuhr strumigener Substanzen aus Kohlgemüse, die ebenfalls die Jodaufnahme in die Schilddrüse verringern.

Versorgungslage

Der Jodgehalt der Lebensmittel ist vom Jodgehalt der Böden abhängig. Deutsche Böden sind durch Auswaschungen während der Eiszeit jodarm, daher können Lebensmittel den Jodbedarf nur unzureichend decken. Die Versorgung der Bevölkerung hat sich durch die Anreicherung von Speisesalz in den letzten Jahren zwar deutlich verbessert, doch sie ist noch immer nicht ausreichend.

Mangel

Enthält die Nahrung dauerhaft zu wenig Jod, werden zu geringe Mengen an Schilddrüsenhormonen gebildet. Um dies auszugleichen, kommt es zu einem Wachstum der Schilddrüse, ein Kropf (Struma) entsteht. Körperliche Anzeichen eines Jodmangels sind Müdigkeit,

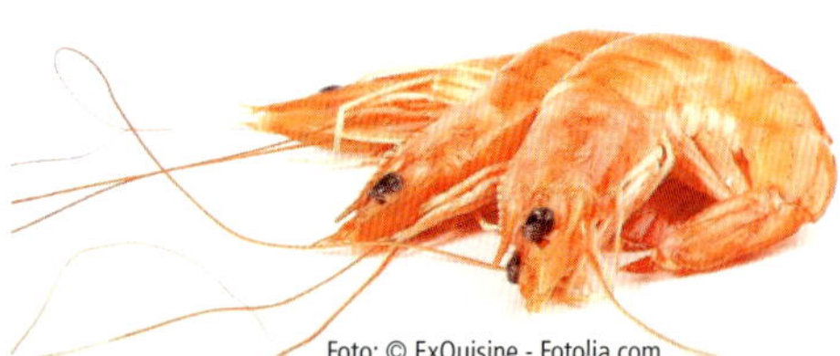

Foto: © ExQuisine - Fotolia.com

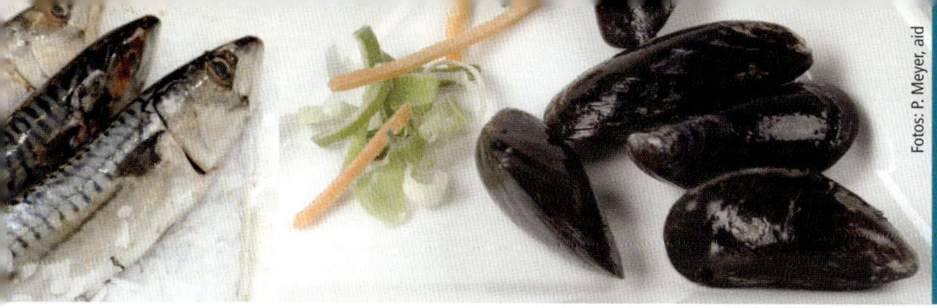

Fotos: P. Meyer, aid

Abgeschlagenheit und Antriebslosigkeit. Während der Schwangerschaft kann ein Jodmangel der Mutter zu Tot- oder Fehlgeburten bzw. Entwicklungsstörungen des Kindes (Kretinismus) führen, wobei vor allem die geistige Entwicklung verzögert ist.

Überversorgung

Eine Überdosierung durch jodiertes Speisesalz oder andere angereicherte Produkte ist nicht zu erwarten. Bei bestehenden Veränderungen der Schilddrüse, sog. heißen Knoten, kann eine übermäßige Jodzufuhr durch jodhaltige Röntgenkontrastmittel, jodhaltige Medikamente oder jodhaltiger Algenprodukte zu einer erhöhten Schilddrüsenhormonproduktion führen.

So können Sie die Empfehlung für die tägliche Jodzufuhr decken:

- 150 g Seelachs oder
- 150 g Kabeljau

TIPP

- Ein- bis zweimal pro Woche Seefisch einplanen, z. B. Seelachs, Schellfisch, Scholle, Brathering
- Nur jodiertes Speisesalz verwenden
- Bei der Auswahl von Brot, Backwaren, Käse und Wurst darauf achten, dass sie mit Jodsalz hergestellt wurden

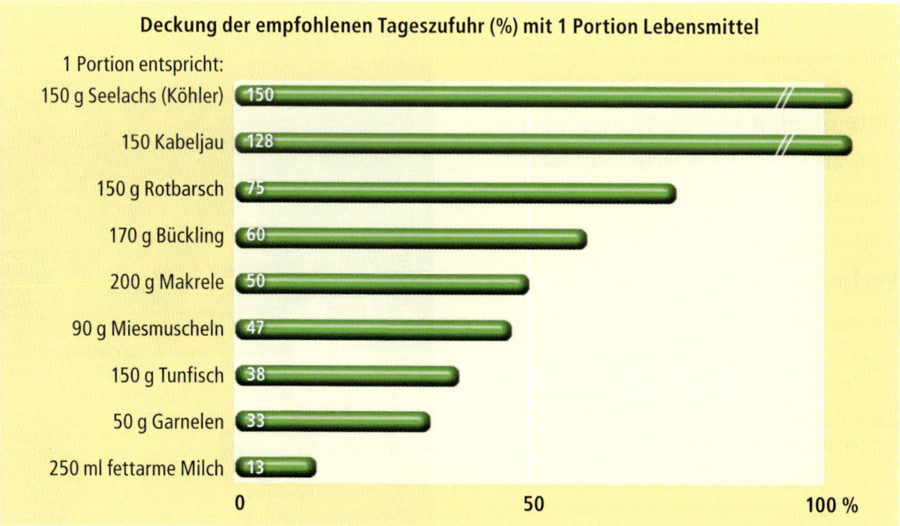

Fluorid

Funktion

Fluorid
- ist Bestandteil des Zahn- und Knochengewebes
- fördert den Aufbau der Zahnhartsubstanz
- hemmt das Wachstum von Karies verursachenden Bakterien

Empfohlene Zufuhr (Richtwert)

Männer: 3,8 mg pro Tag
Frauen (auch während Schwangerschaft und Stillzeit): 3,1 mg pro Tag

Besonderheit: Säuglinge und Kleinkinder sollten regelmäßig Fluoridtabletten erhalten. Jugendlichen und Erwachsenen wird empfohlen, auf fluoridiertes Speisesalz zurückzugreifen.

Gute Quellen

Fluoridiertes Speisesalz, schwarzer Tee, Mineralwasser, Seefisch, Miesmuscheln

Verfügbarkeit

Freies Fluorid, wie es in Wasser vorkommt, ist für den Körper besser verfügbar als gebundenes Fluorid in Lebensmitteln. Die Verfügbarkeit kann durch Calcium, Magnesium, Aluminium oder Eisen beeinträchtigt sein.

Versorgungslage

In Deutschland variiert die Fluoridversorgung je nach Region. Generell ist die Versorgung eher unbefriedigend. Über Lebensmittel werden nur relativ geringe Fluoridmengen aufgenommen. Einige Länder reichern ihr Trinkwasser mit Fluorid an. In Deutschland ist dies nicht zugelassen. Der Fluoridgehalt des Trinkwassers kann von Region zu Region unterschiedlich sein.

Mangel

Zahnkaries wird zwar nicht durch einen Fluoridmangel ausgelöst, dennoch begünstigt er die Entstehung und Entwicklung von Zahnkaries.

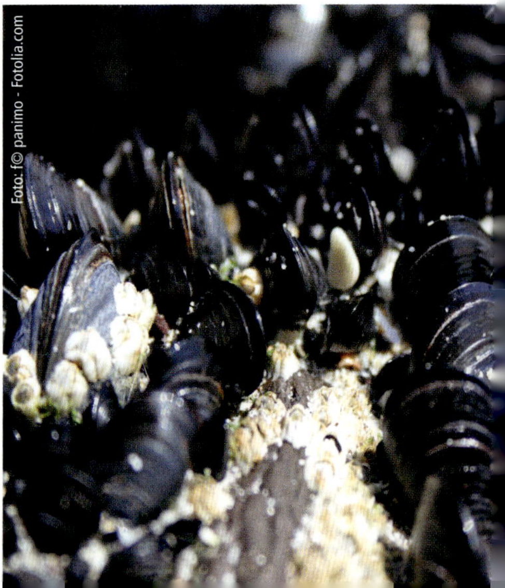

Foto: f© panimo - Fotolia.com

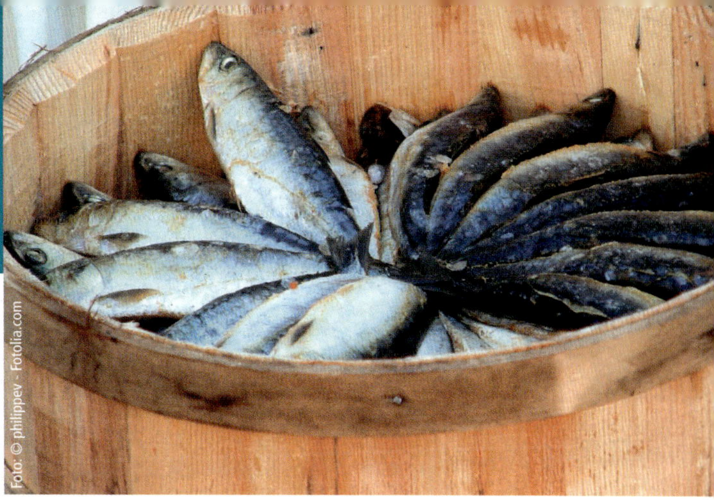

Überversorgung

Eine lang anhaltende Überversorgung mit Fluorid führt zu Erkrankungen der Knochen und Zähne. Besonders Kinder bis zum neunten Lebensjahr sind davon betroffen: Sie können eine sog. Dentalfluorose entwickeln, bei der sich auf dem Zahnschmelz bandförmige weiße bis braune Flecken bilden.
Eine akute Überdosierung (mehr als 1 mg Fluorid pro kg Körpergewicht) führt zu Übelkeit, Erbrechen und Bauchschmerzen.

TIPP

- Fluoridiertes Speisesalz zur Kariesprophylaxe verwenden
- Bei einem Fluoridgehalt von mehr als 0,3 mg pro Liter Trink- oder Mineralwasser keine Fluoridtabletten zusätzlich nehmen
- Bei fluoridhaltigem Trink- und/oder Mineralwasser (0,7 mg Fluorid pro Liter) keine zusätzliche Fluorideinnahme über Speisesalz und Tabletten
- Zahnpasta mit Fluoridgehalt ab 1.000 ppm Fluorid (1.000 mg pro kg Zahnpasta) verwenden

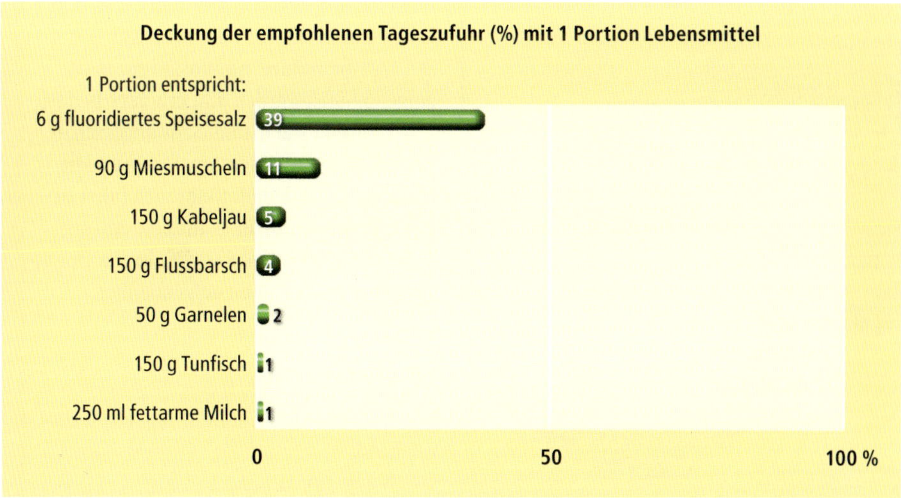

Zink

Funktion

Zink

- ist Bestandteil vieler Enzyme des Kohlenhydrat-, Protein- und Fettstoffwechsels
- ist an der Zellteilung und somit an Wachstum und Entwicklung beteiligt
- beeinflusst den Hormonstoffwechsel (Wachstums- und Sexualhormone, Insulin)
- stimuliert das Immunsystem
- ist Bestandteil des antioxidativen Schutzssystems

Empfohlene Zufuhr

Männer: 10 mg pro Tag
Frauen: 7 mg pro Tag
Schwangere: 10 mg pro Tag
Stillende: 11 mg pro Tag

> **Besonderheit:** Der menschliche Körper besitzt kaum Zinkspeicher (im Gegensatz zu anderen Mineralstoffen) und ist daher auf eine kontinuierliche Zufuhr angewiesen.

Gute Quellen

Fleisch, Milch und Milchprodukte, Vollkornprodukte

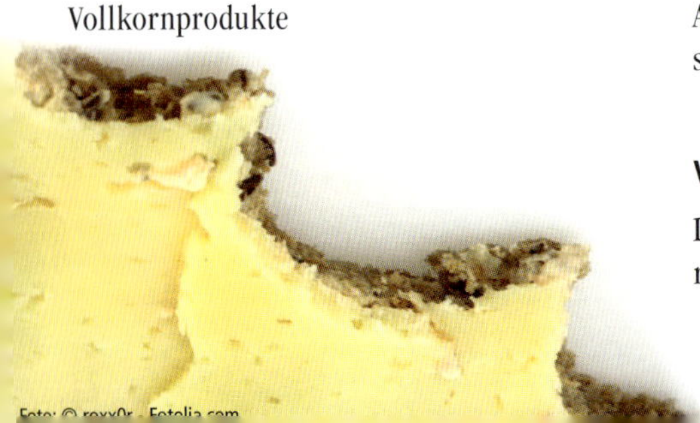

Foto: © roxx0r - Fotolia.com

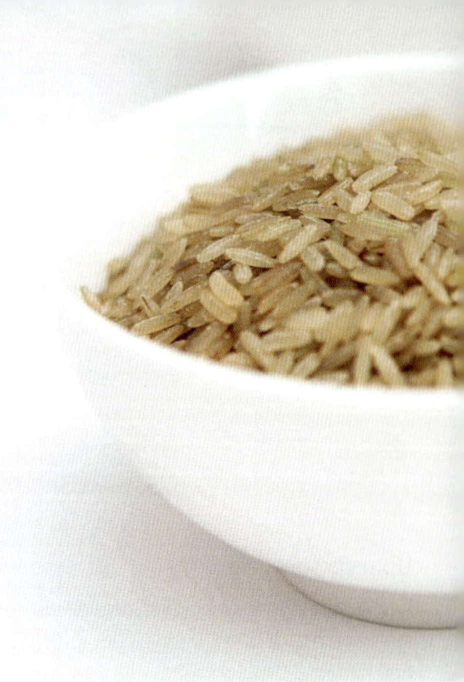

Foto: © Daniel Gilbey - Fotolia.com

Verfügbarkeit

Zink ist gegenüber Erhitzung und Lagerung stabil und geht lediglich ins Koch- oder Waschwasser über. Ähnlich dem Eisen ist es aus tierischen Lebensmitteln besser für den Körper verfügbar als aus pflanzlichen. Wie viel Zink tatsächlich aus der Nahrung aufgenommen wird, hängt davon ab, welche hemmenden Substanzen (Phytinsäure, Phosphat, einige Ballaststoffe, Eisen, Kupfer und Calcium) bzw. Lebensmittel wie Tee oder fördernden Substanzen (Zitronensäure, Aminosäuren) noch aufgenommen werden. Ein erhöhter Bedarf z. B. während Wachstum, Schwangerschaft oder Stillzeit, bei Infektion, Stress und bei chronischem Alkoholmissbrauch führt zu einer besseren Zinkaufnahme aus der Nahrung. Aus einer gemischten Kost werden im Durchschnitt etwa 30 % Zink aufgenommen.

Versorgungslage

Die Zinkversorgung in Deutschland ist ausreichend.

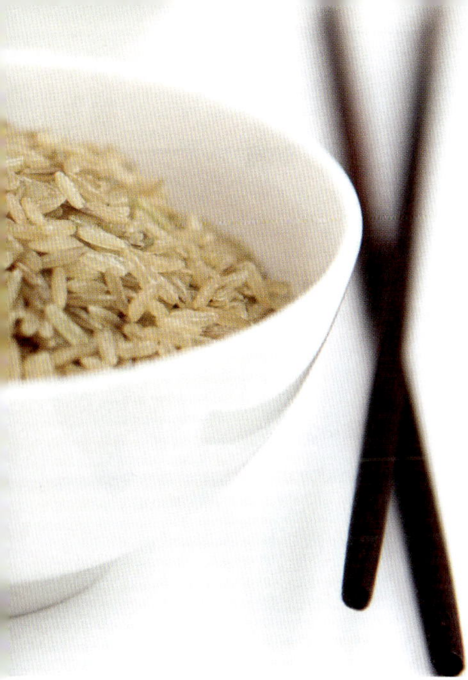

- Hautentzündungen
- Haarausfall
- Wachstumsverzögerungen
- Störungen der Wundheilung
- erhöhte Infektanfälligkeit

Mangel

Ein Zinkmangel tritt vor allem bei chronischen Störungen der Verdauung, künstlicher Ernährung und bei großflächigen Verbrennungen sowie chronischem Alkoholkonsum auf. Symptome sind:

- verminderte Geschmacksempfindungen
- Appetitlosigkeit

Überversorgung

Zinkvergiftungen können auftreten, wenn Lebensmittel oder Getränke aus verzinkten Gefäßen verzehrt werden. Symptome einer akuten Überdosierung sind Magen-Darm-Störungen und Fieber.

So können Sie die Empfehlung für die tägliche Zinkzufuhr decken:

- 200 g Rinderfilet, 1 Portion Naturreis (50 g) und 1 Becher fettarmer Jogurt

Deckung der empfohlenen Tageszufuhr (%) mit 1 Portion Lebensmittel

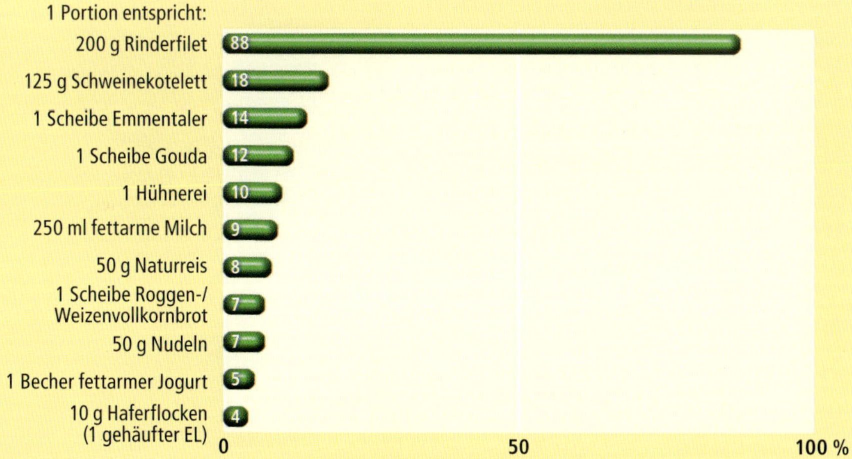

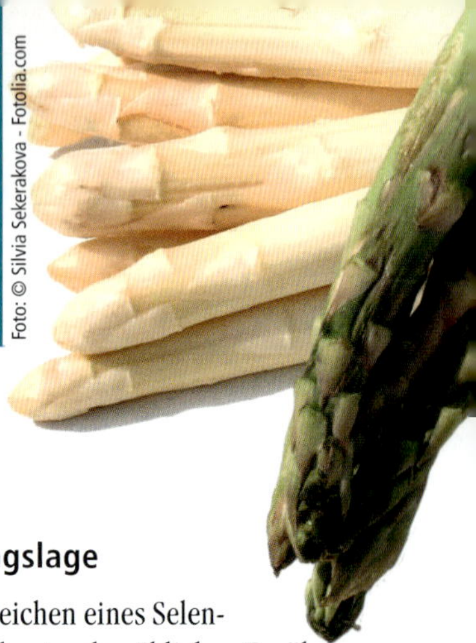

Foto: © Silvia Sekerakova - Fotolia.com

Selen

Funktion

Selen
- schützt vor oxidativen Schäden
- beeinflusst die Blutgerinnung
- ist am Schilddrüsenstoffwechsel beteiligt
- stimuliert das Immunsystem

Empfohlene Zufuhr (Schätzwert)

Erwachsene, Schwangere und Stillende:
30–70 µg pro Tag

Gute Quellen

Fisch, Fleisch, Eier, Nüsse

Verfügbarkeit

Bei der Zubereitung geht Selen lediglich durch Auswaschen mit dem Koch- und Waschwasser verloren. Außerdem kann es durch Hitzeeinwirkung zu Selenveränderungen kommen.
Der Selengehalt der Lebensmittel hängt davon ab, aus welcher Region sie stammen.
In Deutschland ist Selen in den Böden nur schlecht verfügbar. Daher enthalten in Deutschland angebaute Produkte im Vergleich zu Produkten aus den USA oder Kanada, wo die Böden selenreicher sind, nur wenig Selen.
Je höher der Ausmahlungsgrad von Mehl ist, umso höher ist auch der Selengehalt.

Versorgungslage

Eindeutige Zeichen eines Selenmangels sind unter den üblichen Ernährungsgewohnheiten in Deutschland nicht bekannt.

Mangel

Ein Selenmangel kann bei einseitiger Ernährung wie einer protein- oder energiearmen Kost, aber auch bei Dialysepatienten oder Personen mit Magen-Darm-Erkrankungen auftreten. Außerdem sind Frühgeborene, künstlich

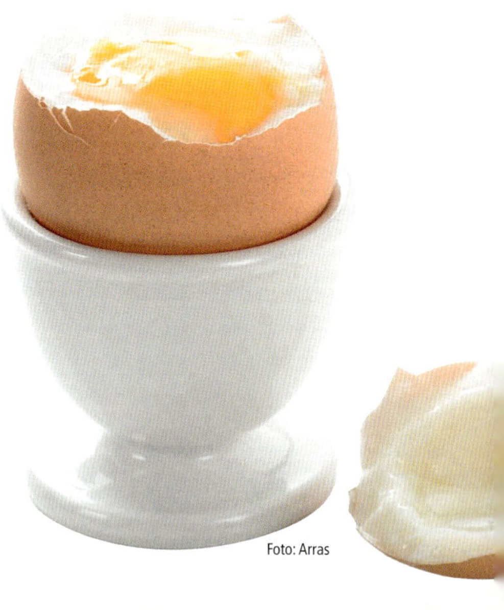

Foto: Arras

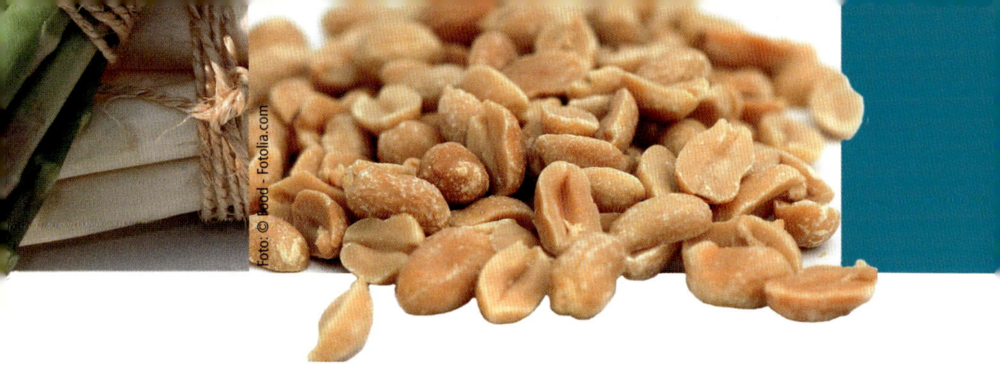

ernährte Personen sowie Veganer (verzehren ausschließlich pflanzliche Lebensmittel) und Alkoholiker gefährdet. Erste Symptome eines Mangels sind:

- weiße Flecken auf den Nägeln
- dünne und blassere Haare
- Erkrankung der Muskeln
- erhöhte Leberwerte

In China wurden die Keshan-Krankheit (Erkrankung des Herzmuskels) und die Kaschin-Beck-Krankheit (Verformung der Gelenke) als Selenmangelerkrankungen beobachtet.

Überversorgung

Anzeichen einer langfristig zu hohen Selenmenge sind Leberzirrhose, Haarausfall und Herzmuskelschwäche. Akute Selenvergiftungen konnten bislang beim Menschen nur extrem selten beobachtet werden. Symptome sind:

- Übelkeit
- Durchfall
- Bauchschmerzen

So können Sie die Empfehlung für die tägliche Selenzufuhr decken:

- 150 g Tunfisch oder
- 125 g Schweineleber oder
- 100 g Sardinen

Deckung der empfohlenen Tageszufuhr (%) mit 1 Portion Lebensmittel

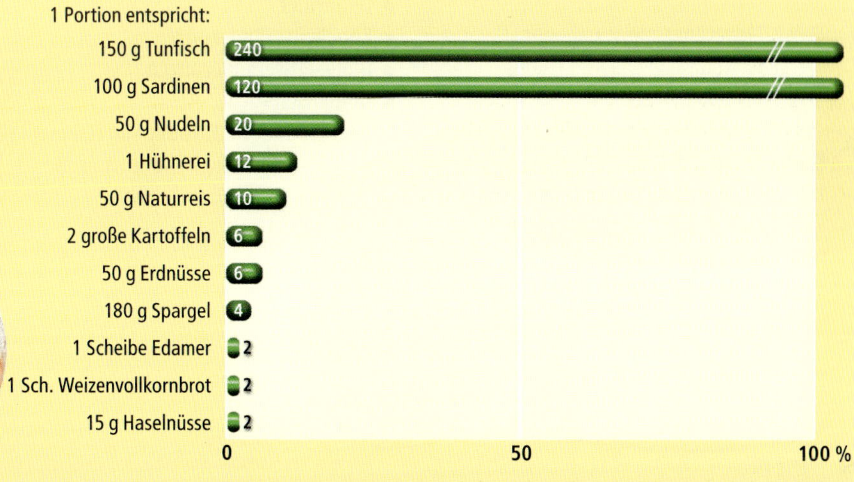

Kupfer

Funktion

Kupfer

- trägt dazu bei, dass Eisen mobilisiert und an den Ort der Blutbildung transportiert wird
- schützt vor freien Radikalen
- unterstützt die Kollagenbildung
- ist am Stoffwechsel von Botenstoffen des Nervensystems beteiligt
- wirkt an der Farbgebung von Augen, Haar und Haut mit
- inaktiviert einige Hormone

Empfohlene Zufuhr (Schätzwert)

Erwachsene: 1,0–1,5 mg pro Tag

Gute Quellen

Innereien, Schalentiere, Nüsse, Fische, Vollkornprodukte

Verfügbarkeit

Während der Zubereitung geht Kupfer nur durch Auslaugen mit dem Koch- und Waschwasser verloren. Generell können Calcium, Zink oder Eisen sowie die gleichzeitige Zufuhr von Vitamin C die Aufnahme vermindern, während einige Aminosäuren die Resorption fördern.

Versorgungslage

Die Kupferversorgung ist in Deutschland im Allgemeinen sichergestellt.

Mangel

Beim Menschen können kaum Kupfermangelerscheinungen beobachtet werden. Bei künstlicher Ernährung oder Säuglingen mit einseitiger Kuhmilchernährung können nach mehreren Monaten folgende Mangelsymptome auftreten:

- Blutarmut
- Knochenveränderungen
- Blutgefäßveränderungen
- Immunschwäche
- verminderte Färbung von Haut und Haar
- neurologische Störungen

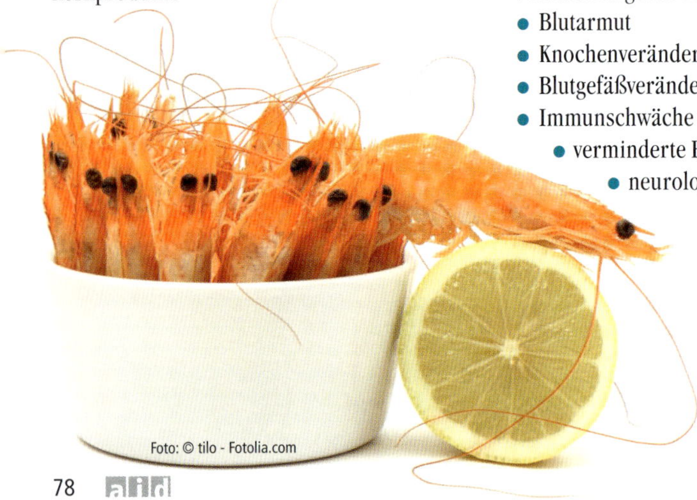

Foto: © tilo - Fotolia.com

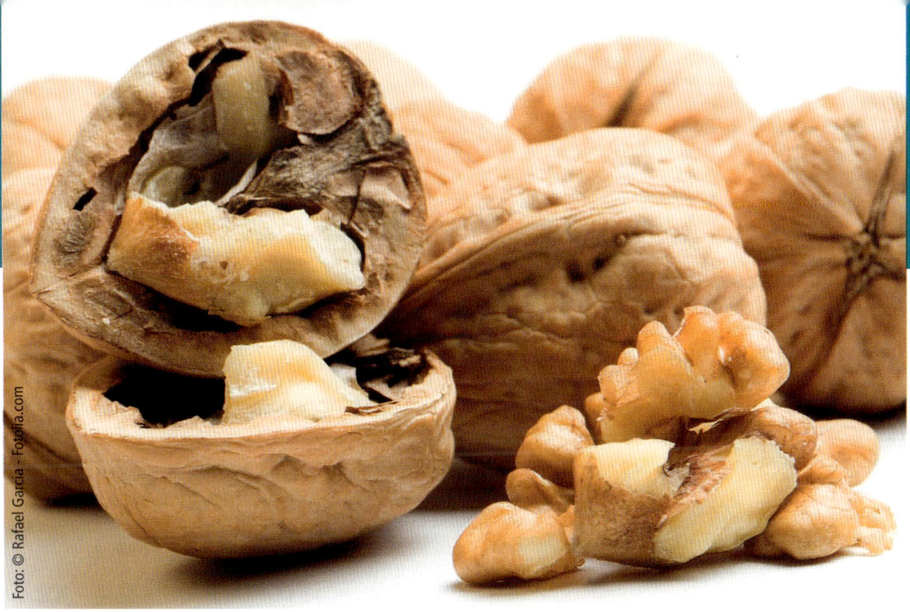

Überversorgung

Zu einer akuten Kupfervergiftung kann es durch den Verzehr von sauren Lebensmitteln oder Getränken aus kupferhaltigen Gefäßen kommen. Symptome sind:

- Erbrechen
- Übelkeit
- Durchfall

So können Sie die Empfehlung für die tägliche Kupferzufuhr decken:

- 50 g Cashewnüsse oder
- 50 g Garnelen, 40 g Walnüsse, 1 Portion Naturreis (50 g) und 2 Scheiben Weizenvollkornbrot

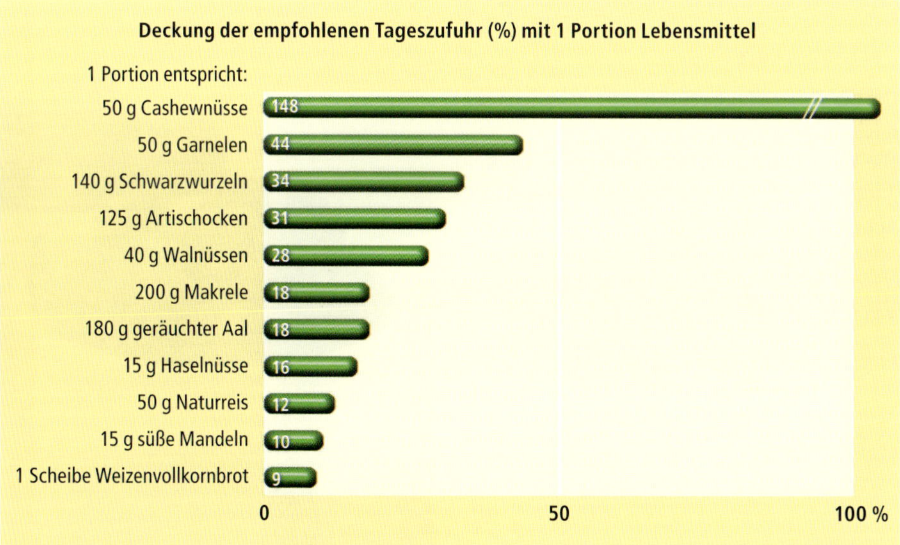

Mangan

Funktion

Mangan
- ist beteiligt am Kohlenhydrat- und Aminosäurestoffwechsel
- schützt vor freien Radikalen
- aktiviert einige Enzyme
- unterstützt den Aufbau des Bindegewebes

Empfohlene Zufuhr (Schätzwert)

Erwachsene: 2,0–5,0 mg pro Tag

Gute Quellen

Vollkornprodukte, grünes Blattgemüse, Früchte, Kohl, schwarzer Tee

Verfügbarkeit

Bei der Zubereitung geht Mangan lediglich ins Koch- und Waschwasser über.
Die Verfügbarkeit von Mangan liegt zwischen 3 und 4 %. Calcium und Phosphat hemmen die Aufnahme von Mangan.

Versorgungslage

In Deutschland wurde eine Gesamtzufuhr von 2,4–2,7 mg pro Tag ermittelt. Daher geht man davon aus, dass die Manganversorgung ausreichend ist.

Mangel

Mangelerscheinungen konnten bisher nur bei künstlicher Ernährung festgestellt werden.
Symptome sind:
- Gewichtsverlust
- entzündliche Reaktionen der Haut
- Haar- und Nagelveränderungen
- Erniedrigte Blutfettwerte

Überversorgung

Eine zu hohe Manganaufnahme über die Nahrung ist nicht möglich.
Vergiftungserscheinungen traten bei Minenarbeitern durch Einatmen auf sowie bei

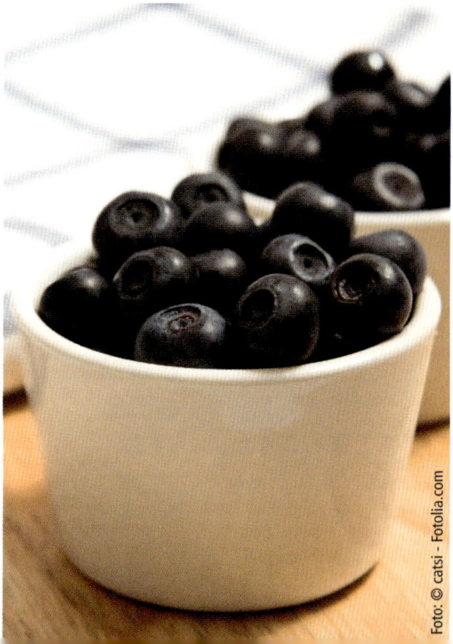

Foto: © catsi - Fotolia.com

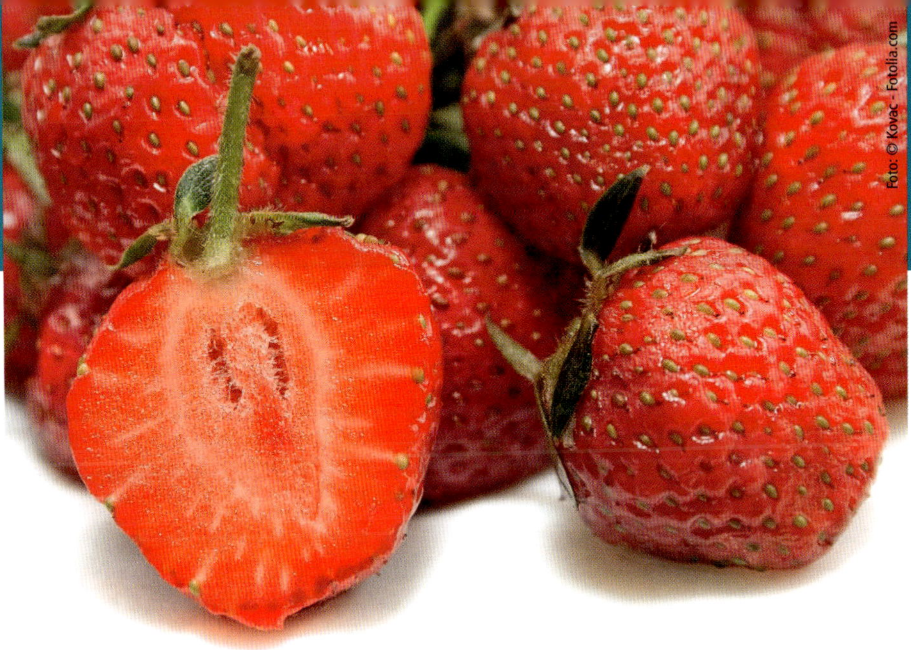

Foto: © Kovac - Fotolia.com

Personen, die manganreiches Trinkwasser konsumieren oder durch manganhaltige Medikamente. Die Symptome sind Halluzinationen und Parkinson-Syndrom-ähnliche Symptome wie Tremor, Muskelsteifheit und Störungen der Konzentration.

So können Sie die Empfehlung für die tägliche Manganzufuhr decken:

- 125 g Heidelbeeren oder
- 1 Banane, 125 g Brombeeren, 2 Scheiben Roggenvollkornbrot und 1 Portion Grünkohl (140 g)

Deckung der empfohlenen Tageszufuhr (%) mit 1 Portion Lebensmittel

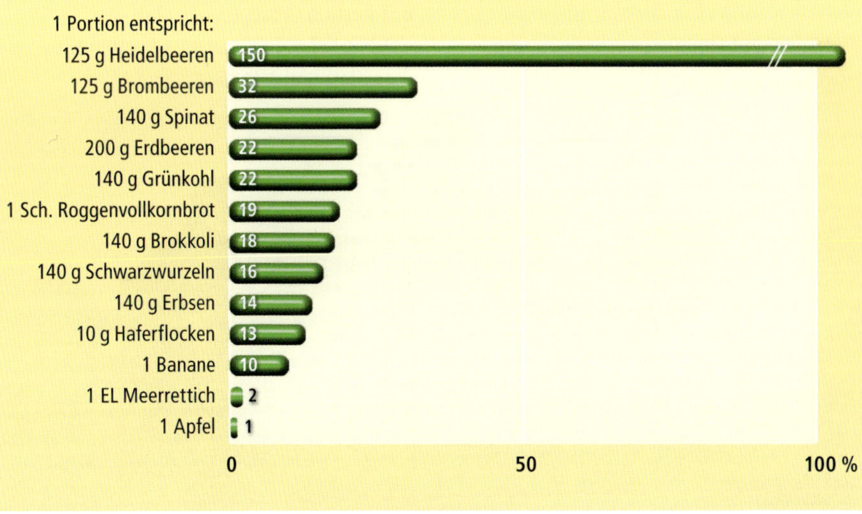

Chrom

Funktion

Chrom verstärkt die Insulinwirkung. Das heißt, es unterstützt die Aufnahme von Traubenzucker (Glukose) aus dem Blut in die Körperzellen und sorgt somit für einen ausgeglichenen Blutzuckerspiegel.

Empfohlene Zufuhr (Schätzwert)

Erwachsene: 30–100 µg pro Tag

Gute Quellen

Pilze, Kohl, Fleisch, Innereien

Verfügbarkeit

Bei der Zubereitung geht Chrom lediglich ins Koch- und Waschwasser über.
Die Aufnahme von Chrom liegt zwischen 0,5 und 3 % und hängt davon ab, in welcher chemischen Form es in der Nahrung vorliegt. Niacin und Vitamin C verbessern die Verfügbarkeit, Zink und Eisen vermindern sie.

Versorgungslage

Die Versorgung in Deutschland dürfte gesichert sein.

Mangel

Ein leichter Chrommangel kann recht schnell auftreten, vor allem wenn viele zuckerhaltige Lebensmittel verzehrt werden. Klinische Zeichen bzw. Symptome sind eine verminderte Glukosetoleranz, erhöhte Blutzuckerwerte, Gewichtsverlust und Erkrankungen des Nervensystems.

Überversorgung

Die Toxizität ist sehr gering. Bislang sind keine Vergiftungserscheinungen durch übermäßige Chromzufuhr mit der Nahrung bekannt.

So können Sie die Empfehlung für die tägliche Chromzufuhr decken:

- 1 Portion Champignons (140 g), 125 g Schweinekotelett, 1 Portion Rosenkohl (140 g) und 1 Tomate

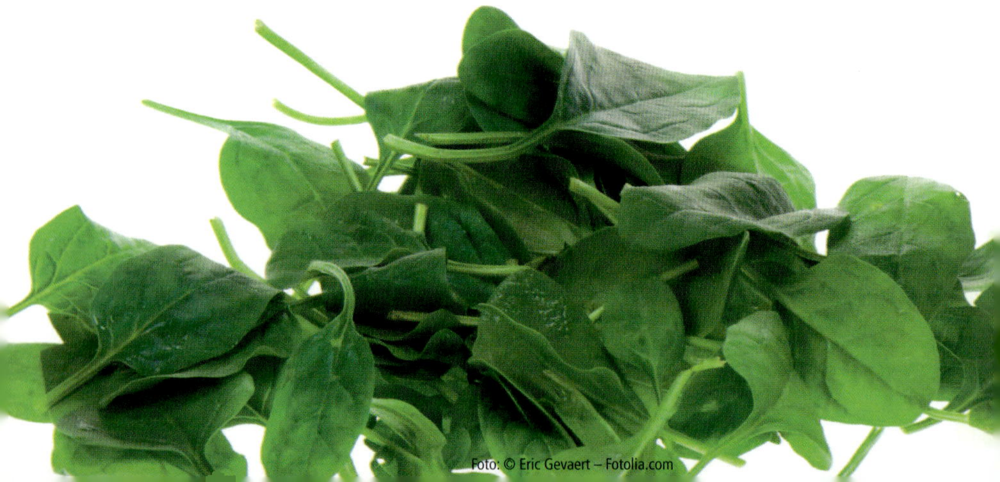

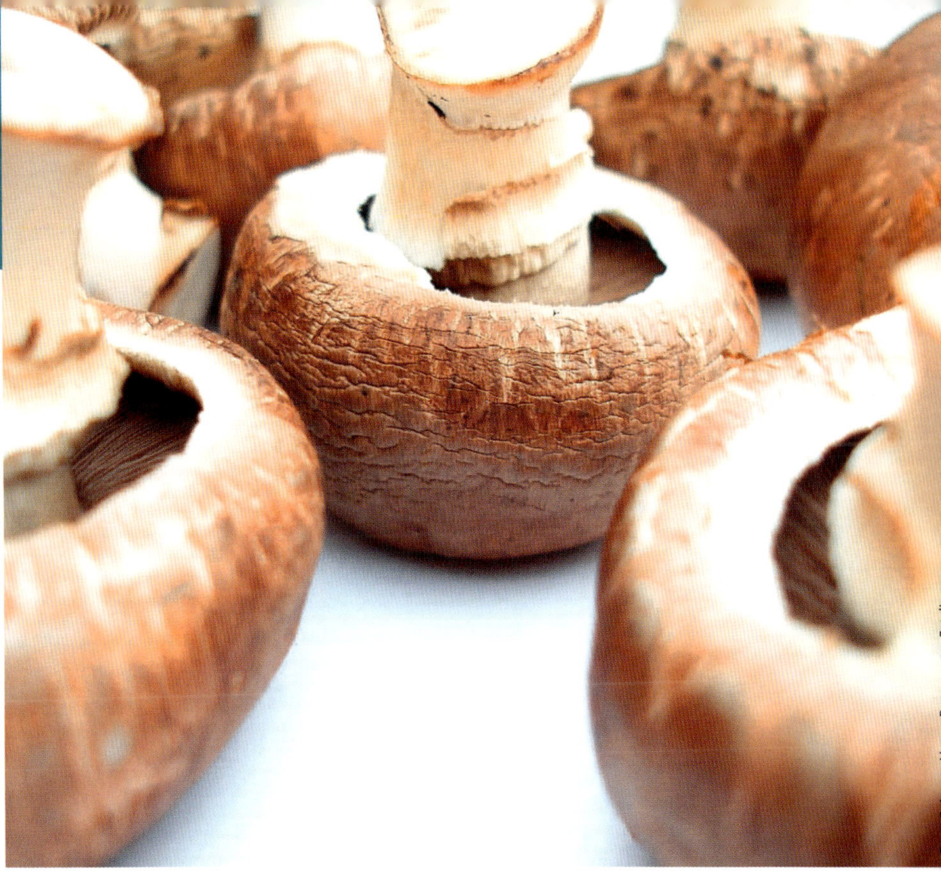

Deckung der empfohlenen Tageszufuhr (%) mit 1 Portion Lebensmittel

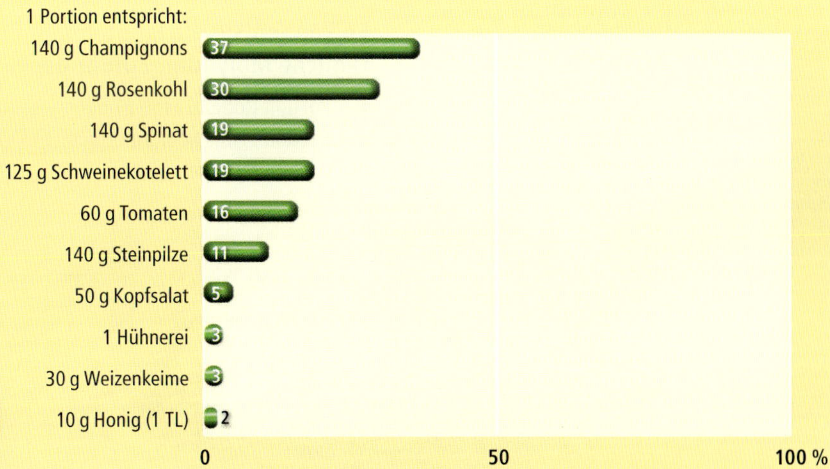

Molybdän

Funktion

Molybdän ist Bestandteil einiger Enzyme.

Empfohlene Zufuhr (Schätzwert)

Erwachsene: 50–100 µg pro Tag

Gute Quellen

Hülsenfrüchte, Gemüse, Getreideprodukte

Verfügbarkeit

Bei der Zubereitung geht Molybdän lediglich ins Koch- und Waschwasser über.
Molybdän wird zu fast 80 % in den Körper aufgenommen. Nur bestimmte Schwefelverbindungen können die Aufnahme hemmen.

Versorgungslage

In Deutschland schwankt die Aufnahme um rund 90–100 µg pro Tag, eine ausreichende Versorgung scheint damit gewährleistet zu sein.

Mangel

Bislang konnten, außer bei künstlicher Ernährung und einer seltenen Stoffwechselstörung, noch keine Molybdän-Mangelsymptome beobachtet werden. Es können Störungen im Purinabbau auftreten.

Überversorgung

Beim Menschen sind keine Molybdänvergiftungen bekannt. Bei einer Überdosierung kann es zu Veränderungen im Kupferstoffwechsel und erhöhten Harnsäurewerten kommen.

So können Sie die Empfehlung für die tägliche Molybdän-Zufuhr decken:

- 1 Portion Rotkohl (140 g) oder
- 1 Portion grüne Schnittbohnen (140 g) und 1 Portion Naturreis (50 g)

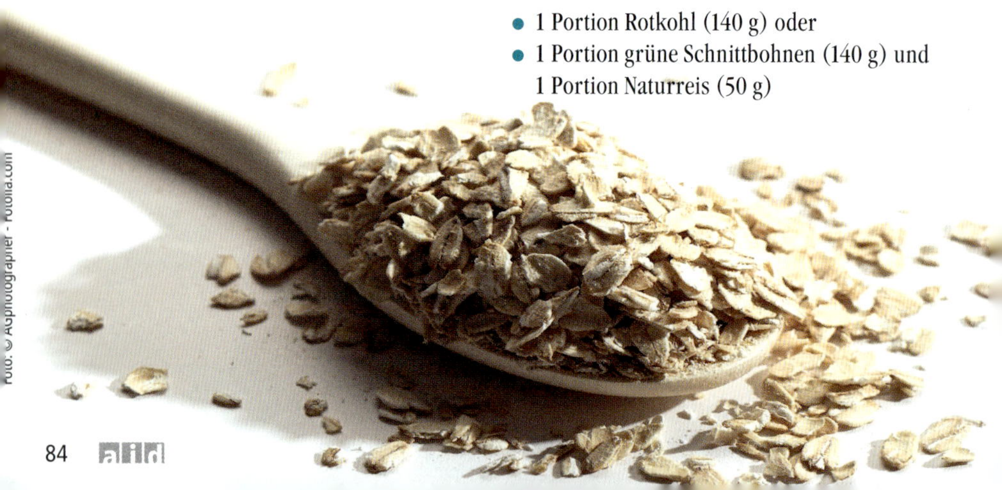

Foto: © AGphotographer - Fotolia.com

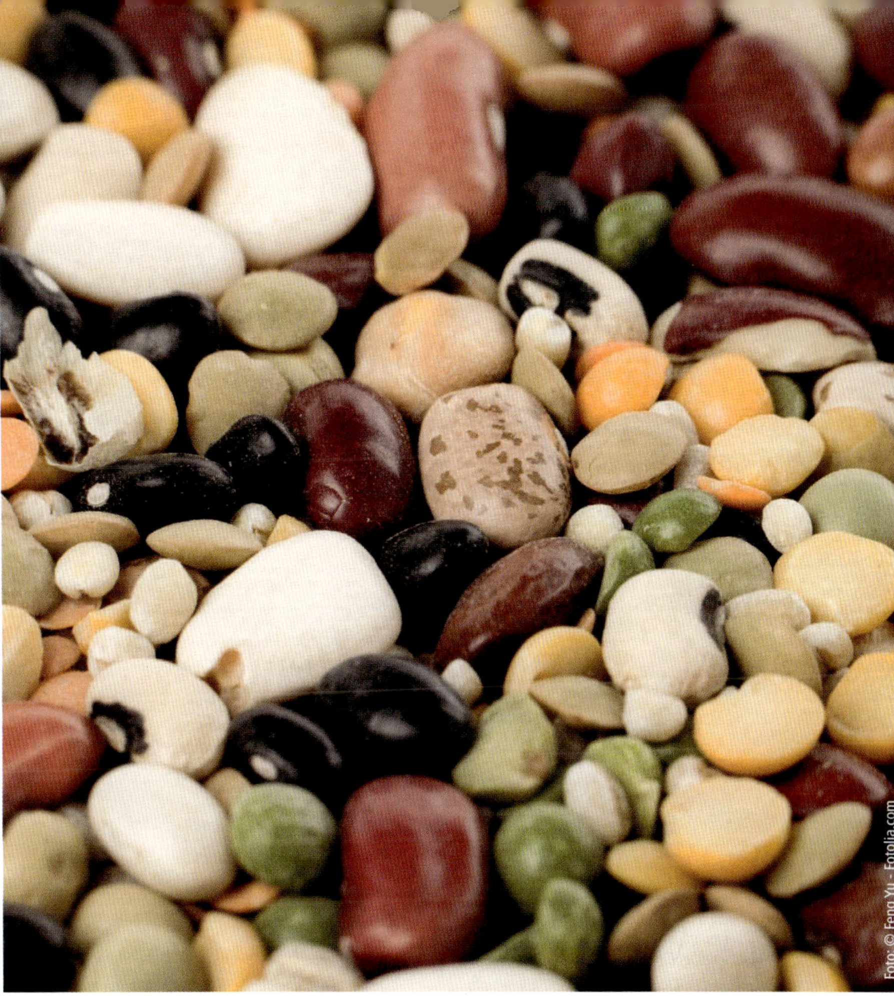

Foto: © Feng Yu - Fotolia.com

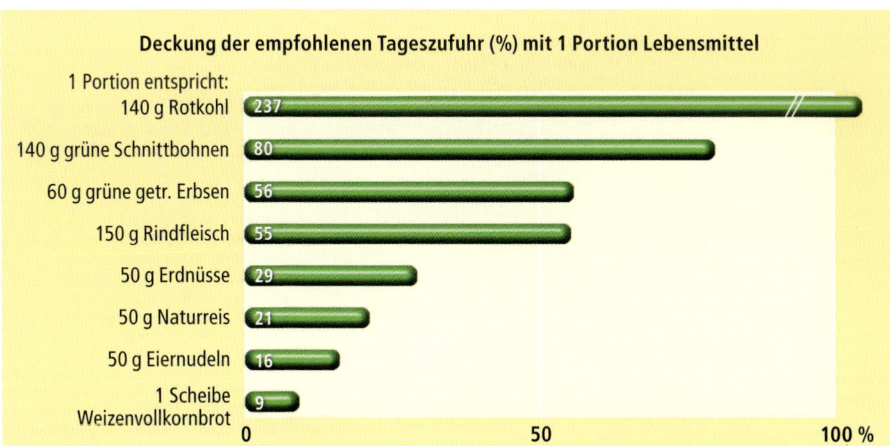

Quelle: Souci SW, Fachmann W, Kraut H: Die Zusammensetzung der Lebensmittel, Nährwerttabellen. 6. Aufl., Wissenschaftliche Verlagsgesellschaft, Stuttgart 2000

Wichtiges zu den Vitaminen

	Empfohlene Zufuhr pro Tag[1]	Gute Quellen	Verringerung des Gehalts durch Zubereitung- und Lagerung[2]
Vitamin A	0,8–1,0 mg Retinol-Äquivalent	Vitamin A: Leber, Butter, Käse; Beta-Carotin: Möhren, Paprika, grünes Blattgemüse	20 % durch Hitze und Licht in Gegenwart von Sauerstoff
Vitamin D	5–10 µg	Leber, Eier, fettreiche Fische (Hering, Makrele), Pilze	10 % durch Sauerstoff und Licht
Vitamin E	11–15 mg Tocopherol-Äquivalent	Speiseöle wie Weizenkeim- und Sonnenblumenöl, Nüsse, Samen	10 % Licht, Hitze (Rösten, Braten, Schmoren)
Vitamin K	60–80 µg	Grünes Gemüse, Kohl, Hülsenfrüchte	gering, durch Licht
Vitamin B_1	1,0–1,3 mg	Fleisch, vor allem Schweinefleisch, Fisch, Vollkornprodukte, Hülsenfrüchte, Kartoffeln	30 % durch Hitze, Licht und Sauerstoff sowie durch Auslaugen
Vitamin B_2	1,2–1,5 mg	Milch, Milchprodukte (Käse), Vollkornprodukte, Fleisch, Fisch	20 % durch Licht
Niacin	13–17 mg Niacin-Äquivalent	Fleisch, Fisch, Vollkornprodukte, Kaffee	etwa 10 % durch Auslaugen
Vitamin B_6	1,2–1,5 mg	Fleisch, Fisch, Hülsenfrüchte, Vollkornprodukte, Kohlgemüse	30–45 % durch Auslaugen, empfindlich gegenüber Hitze, Licht und Trockenheit
Folsäure/ Folat	400 µg Folat-Äquivalent	Grünes Blattgemüse, Kohl, Vollkornprodukte, Obst, Leber	30–90 % durch Hitze, Sauerstoff und Licht sowie durch Auslaugen
Pantothen-säure	6 mg	Innereien, Eier, Fleisch, Fisch, Vollkornprodukte, Hülsenfrüchte	30 % durch Hitze und Auslaugen
Biotin	30–60 µg	Innereien, Eier, Nüsse (Erdnüsse), Hülsenfrüchte, Milch	gering, da hitzestabil
Vitamin B_{12}	3 µg	Fleisch, Fisch, Eier, Käse	etwa 12 % durch Hitze und Auslaugen
Vitamin C	100 mg	Obst, vor allem Beeren, Zitrusfrüchte; Gemüse, insbesondere Kohl, Paprika; Kartoffeln	etwa 50 % durch Sauerstoff und Hitze, kann auch deutlich höher liegen

[1] Erwachsene im Alter von 19 bis über 65 Jahren nach D-A-CH (2000)

[2] Es handelt sich hierbei um Durchschnittsangaben. Sie gelten nur unter der Annahme einer besonders schonenden Zubereitung (D-A-CH 2000).

Seite 87:

[1] Erwachsene im Alter von 19 bis über 65 Jahren nach D-A-CH (2000)

[2] nach D-A-CH: Referenzwerte für die Nährstoffzufuhr. Umschau Braus, Frankfurt 2000; Hahn, Ströhle, Wolters: Ernährung – Physiologische Grundlagen, Prävention, Therapie. 2. Aufl., Wissenschaftliche Verlagsgesellschaft, Stuttgart 2006; Leitzmann et al.: Ernährung in Prävention und Therapie. 2. Aufl., Hippokrates, Stuttgart 2003

Wichtiges zu den Mineralstoffen

	Empfohlene Zufuhr pro Tag[1]	Gute Quellen	Resorption[2]
Natrium	550 mg	Kochsalz, alle salzhaltigen Produkte (z. B. Wurstwaren, Käse, Brot, Fertiggerichte oder Konserven)	vollständig
Chlorid	830 mg	Kochsalz, alle salzhaltigen Produkte (z. B. Wurstwaren, Käse, Brot, Fertiggerichte oder Konserven)	vollständig
Kalium	2.000 mg	Obst und Gemüse, Hülsenfrüchte, Fleisch	nahezu vollständig
Calcium	1.000 mg	Milch, Milchprodukte, einige Mineralwässer, verschiedene Gemüsearten wie Brokkoli, Grünkohl und Spinat	Förderung: Vitamin D, Milchzucker, Aminosäuren und Fruchtsäuren Hemmung: Phosphor, Cellulose und gesättigte Fettsäuren, Phytin-, Oxalsäure
Phosphor	700 mg	Fleisch, Wurstwaren, Fisch, Eier, Milch, Milchprodukte	aus tierischen Quellen besser verwertbar als aus pflanzlichen; Förderung: Vitamin D Hemmung: Einige Mineralstoffe wie Eisen, Calcium und Aluminium
Magnesium	300–400 mg	Hülsenfrüchte (Bohnen), Vollkornprodukte, Milch, Milchprodukte (Käse), Fleisch, Fisch, Gemüse	Förderung: Laktose Hemmung: Ballaststoffe, Oxal- und Phytinsäure
Eisen	10–15 mg	Fleisch, Fleischprodukte, Innereien, grünes Blattgemüse	Aufnahme ist sehr unterschiedlich; aus tierischen Quellen besser als aus pflanzlichen Förderung: Vitamin C und Protein Hemmung: Tee, Kaffee und Milchprodukte
Jod	180–200 µg	Seefisch, Meeresprodukte, Milch, Milchprodukte, Jodsalz	Hemmung: Nitrat
Fluorid	3,1–3,8 mg	Fluoridiertes Speisesalz, schwarzer Tee, Mineralwasser	Hemmung: Calcium, Magnesium, Aluminium und Eisen
Zink	7–10 mg	Fleisch, Milch, Milchprodukte, Vollkornprodukte	aus tierischen Quellen besser als aus pflanzlichen Förderung: Zitronensäure und Aminosäuren Hemmung: Calcium, Phosphat, Phytinsäure und Tee
Selen	30–70 µg	Fisch, Fleisch, Eier, Nüsse	
Kupfer	1,0–1,5 mg	Innereien, Schalentiere, Nüsse, Vollkornprodukte	Förderung: Aminosäuren Hemmung: Calcium, Zink und Eisen
Mangan	2,0–5,0 mg	Vollkornprodukte, grünes Blattgemüse, Früchte, Kohl, schwarzer Tee	Hemmung: Calcium und Phosphat
Chrom	30–100 µg	Pilze, Kohl, Fleisch, Innereien	Förderung: Niacin und Vitamin C Hemmung: Zink und Eisen
Molybdän	50–100 µg	Hülsenfrüchte, Gemüse, Getreideprodukte	Hemmung: Schwefelverbindungen

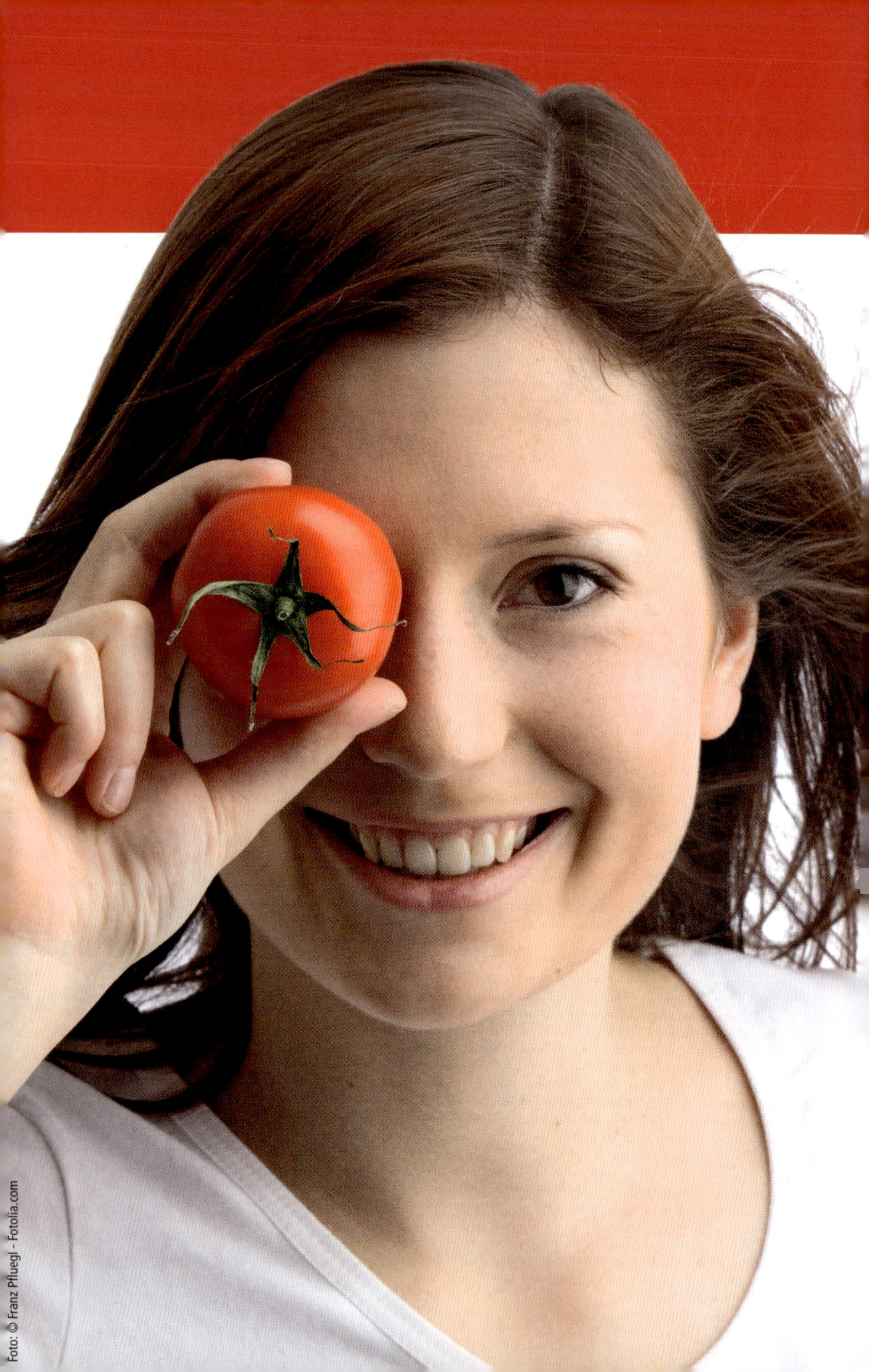

Foto: © Franz Pfluegl - Fotolia.com

Nachgefragt: Neun Fragen – neun Antworten

Was sind Antioxidanzien und wie wirken sie?

Einige Vitamine – sowohl wasser- als auch fettlösliche – wirken antioxidativ und werden daher Antioxidanzien genannt. Diese Bezeichnung beruht auf ihrer Fähigkeit, Oxidationsreaktionen zu verhindern. Bei den unzähligen Stoffwechselreaktionen, die ständig im Körper ablaufen, aber auch durch Umwelteinflüsse, Zigarettenrauch, UV-Licht oder Medikamente entstehen sog. freie Radikale im Körper. Das sind sehr reaktionsfreudige Sauerstoffverbindungen, die neben ihrer nützlichen Wirkung, dem Abtöten von Bakterien, auch schädliche Wirkungen haben können: Sie lösen Oxidationsreaktionen aus und führen zum sog. *oxidativen Stress.* Oxidativer Stress kann die Zellen des Körpers schädigen und ist bei der Entstehung von Krebs, Alzheimer und Atherosklerose beteiligt.

Antioxidanzien fangen freie Radikale ab und verhindern bzw. hemmen so die schädlichen Prozesse an den Zellen. Der Körper verfügt über ein eigenes antioxidatives Schutzsystem, bestehend aus speziellen Enzymen und nicht-enzymatischen Systemen. Für die Funktion der Enzyme ist das Vorhandensein der Spurenelemente *Selen, Zink, Kupfer* und *Mangan* erforderlich. Zu den wichtigsten nicht-enzymatischen Antioxidanzien zählen die *Vitamine C* und *E* sowie *Carotinoide, Flavonoide* und andere sekundäre Pflanzenstoffe. Bei den Antioxidanzien handelt es sich nicht um isoliert wirkende Substanzen, vielmehr sind es Schutzmechanismen, bei denen verschiedene Verbindungen synergistisch zusammenwirken. So ist Vitamin C nicht nur als Radikalfänger aktiv, sondern gleichzeitig notwendig, um Vitamin E zu regenerieren, sodass es dem Körper wieder zur Verfügung steht. Beta-Carotin ergänzt die antioxidative Wirkung von Vitamin E, und Vitamin C wird mithilfe eines antioxidativ wirkenden Enzymsystems wiederhergestellt, das durch Selen aktiviert wird.

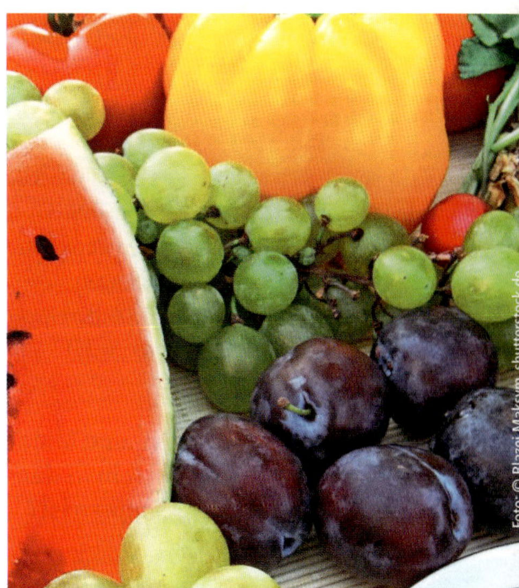

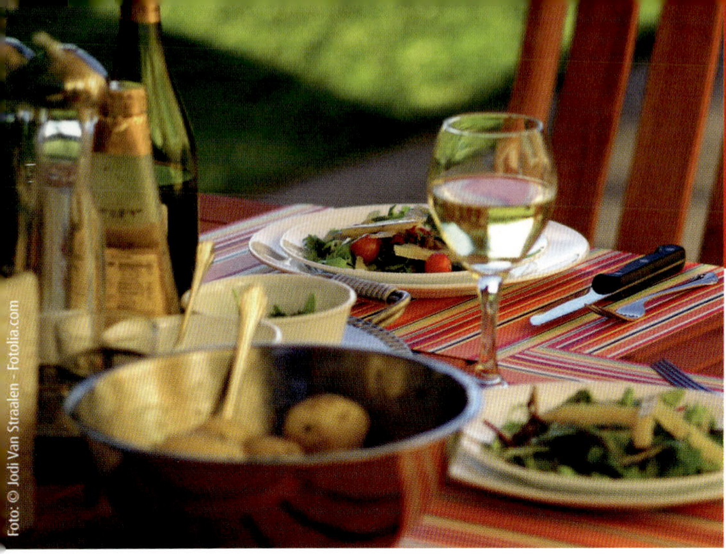

Foto: © Jodi Van Straalen - Fotolia.com

TIPPS FÜR EINE OPTIMALE VERSORGUNG MIT ANTIOXIDANZIEN

- Am besten täglich 5 Portionen Obst und Gemüse essen, vor allem grün- und orangefarbene Gemüse- und Obstarten wie Spinat, Grünkohl, Salat, Tomaten, Möhren sowie Zitrusfrüchte, Äpfel und Birnen
- Pflanzliche Speiseöle wie Rapsöl, Sojaöl oder Keimöle bevorzugen – sie liefern Vitamin E
- Fleisch, Fisch, Eier und Vollkornprodukte regelmäßig einplanen – sie enthalten reichlich Spurenelemente

Das Fazit lautet: Sich ausgewogen und abwechslungsreich ernähren sorgt für eine ausreichende Aufnahme an Antioxidanzien und hilft, verschiedenen Krankheiten vorzubeugen. Beachten Sie auch die Tipps für die Zubereitung und Lagerung von Lebensmitteln (s. S. 25).

Stimmt es, dass der Vitamin- und Mineralstoffgehalt in Lebensmitteln in den letzten Jahren deutlich gesunken ist?

Nein, dass stimmt nicht – auch wenn sich dieses Gerücht hartnäckig hält. Die Aussage, dass Obst und Gemüse heute weniger Nährstoffe enthalten als früher, nutzen Hersteller von Vitamin- und Mineralstoffpräparaten oft, um ihre Produkte zu bewerben. Wissenschaftlich ist das allerdings nicht belegt. Im Gegenteil – Untersuchungen zeigen, dass sich der Nährstoffgehalt und damit auch die Vitamin- und Mineralstoffmengen in den letzten 50 Jahren nicht wesentlich verändert haben. So hat z. B. die DGE den derzeitigen Nährstoffgehalt von Karotten, Spinat, Tomaten, Äpfeln, Orangen, Weintrauben, Kartoffeln und Weizen mit den Werten aus alten Nährwerttabellen verglichen. Die Daten zeigten keine Unterschiede.
Untersuchungen in der Schweiz kamen zu einem ähnlichen Ergebnis: Bei drei Viertel der überprüften Vitamin- und Mineralstoffgehalte von Obst und Gemüse fanden sich keine Veränderungen im Laufe der Jahre.

Allerdings zeigen die Analysen enorme Schwankungen bei den Nährstoffgehalten, z. B. bei Äpfeln je nach Sorte zwischen 6 und 27 Milligramm Vitamin C je 100 Gramm. Das ist aber nicht weiter erstaunlich, da die Nährstoffgehalte von Gemüse und Obst in erster Linie durch die Sorte, die klimatischen Bedingungen und den Erntezeitpunkt beeinflusst werden.

Wie können Vegetarier den Bedarf an Vitamin B_{12} decken?

Vitamin B_{12} wird nur von Mikroorganismen wie Bakterien, Pilzen oder Algen gebildet und kommt daher hauptsächlich in tierischen Lebensmitteln vor (s. S. 50f.). Verschiedene Blaualgen (Spirulina-, Chlorella oder AFA-Algen) enthalten zwar Vitamin B_{12}, jedoch handelt es sich dabei um sog. Vitamin-B_{12}-Analoga, die für den Menschen nicht verwertbar sind. Wer kein Fleisch, Fisch und Eier isst (Lakto-Vegetarier), kann seinen Bedarf an Vitamin B_{12} nur durch den Verzehr von Milch- und Milchprodukten decken.
Mit einer rein pflanzlichen, also veganen, Kost ist es nicht möglich, Vitamin B_{12} in ausreichender Menge aufzunehmen. Personen, die sich über längere Zeit vegan ernähren, benötigen deshalb Nahrungsergänzungspräparate oder mit Vitamin B_{12} angereicherte Lebensmittel, um eine ausreichende Versorgung sicherzustellen. Angereichert werden z. B. Frühstücksflocken, Müsliriegel, Sojamilch oder Fruchtsäfte. Vor allem Schwangere und Stillende, die sich vegan ernähren, sollten nicht auf Präparate verzichten.

Enthalten Bio-Produkte mehr Vitamine und Mineralstoffe als konventionell erzeugte Lebensmittel?

Ökologisch angebaute Lebensmittel haben eine höhere Trockensubstanz, das heißt, sie enthalten weniger Wasser. Dies ist vermutlich auf den Verzicht der leicht löslichen mineralischen Dünger bei der Erzeugung zurückzuführen. Bei der gleichen Menge eines frischen Lebensmittels liefern sie also mehr Nährstoffe und haben somit eine höhere Nährstoffdichte. Möglicherweise ist dies auch für den besseren Geschmack verantwortlich, den viele Verbraucher den Bio-Produkten zuschreiben.

Hinsichtlich des Nährstoffgehalts sind die Ergebnisse von vergleichenden Untersuchungen nicht eindeutig. Es lässt sich jedoch ein Trend zu einem höheren Vitamin-C-Gehalt im ökologisch erzeugten Gemüse feststellen. Dies gilt für Blattgemüse wie Kopfsalat, Spinat sowie Kohl. Verschiedene Studien zeigten zudem, dass Bio-Produkte tendenziell mehr Eisen enthalten. Sekundäre Pflanzenstoffe, darunter auch

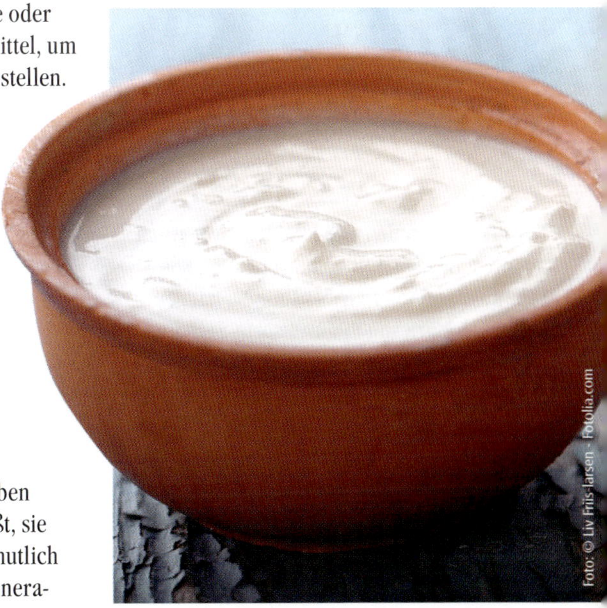

Foto: © Liv Friis-larsen - Fotolia.com

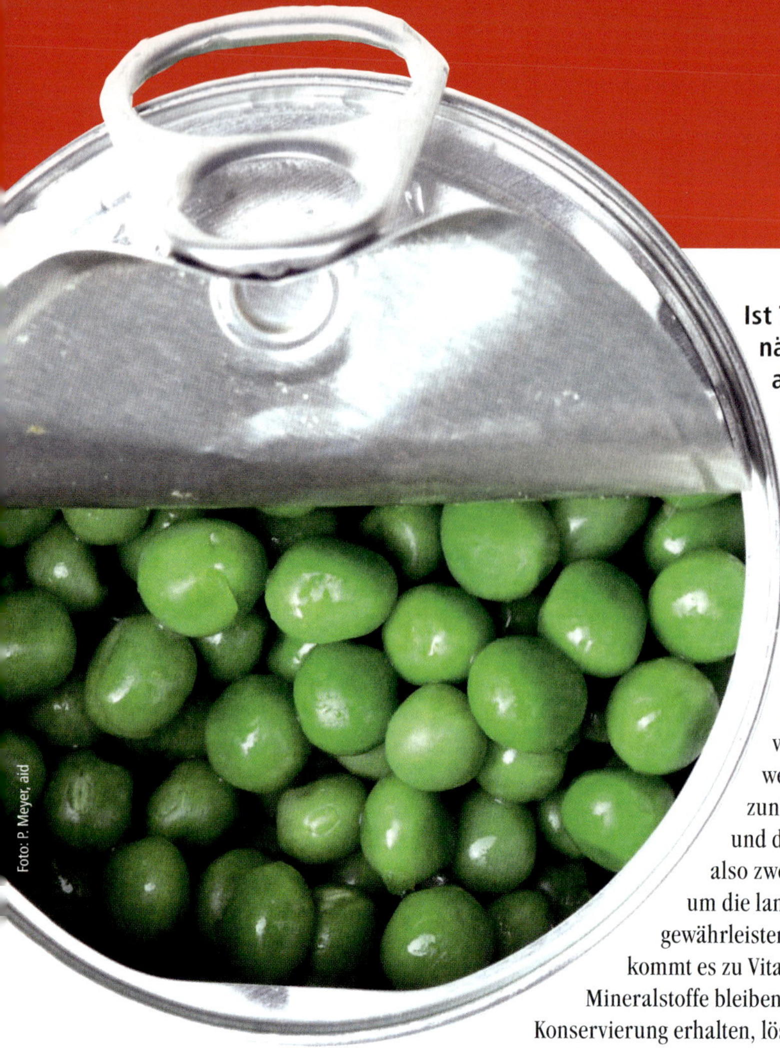
Foto: P. Meyer, aid

Carotinoide, fanden sich in teilweise deutlich höheren Mengen, z. B. in Karotten und Kohl. Die Inhaltsstoffe von Lebensmitteln hängen aber auch stark von Pflanzensorte, Standort und Witterungsverlauf bzw. von Tierrasse, Zuchtlinie, Geschlecht und Alter der Tiere ab. Das erklärt die teilweise unterschiedlichen Studienergebnisse zu Inhaltsstoffen von ökologisch und konventionell erzeugten Lebensmitteln. Aufgrund der derzeit unzureichenden Datenlage besteht allerdings noch erheblicher Forschungsbedarf.

Ist Tiefkühlware nährstoffreicher als Gemüse aus der Dose?

Ja. Tiefkühlware wird direkt nach der Ernte kurz blanchiert und dann direkt eingefroren. Die Vitamine bleiben gut erhalten. Bei der Herstellung von Konserven werden die Produkte zunächst blanchiert und dann sterilisiert, also zweimal erhitzt, um die lange Haltbarkeit gewährleisten zu können. Dabei kommt es zu Vitaminverlusten. Mineralstoffe bleiben zwar bei der Konservierung erhalten, lösen sich jedoch wie die wasserlöslichen Vitamine teilweise in der Aufgussflüssigkeit. Daher am besten die Aufgussflüssigkeit mitverwenden.

ACE-Getränke – Sind sie sinnvoll?

Die Bezeichnung ACE leitet sich von den Vitaminen A, C und E ab, die zu den Antioxidanzien (s. S. 89) zählen. Diese Getränke enthalten kein Vitamin A, sondern eine Vorstufe davon, das Beta-Carotin. Der Körper kann dieses nach Bedarf in Vitamin A umwandeln.
Studien lassen vermuten, dass isoliertes Beta-Carotin in hoher Dosierung das Krebs-

risiko von Rauchern erhöhen und Herz-Kreislauf-Beschwerden verstärken kann. Das Bundesinstitut für Risikobewertung (BfR) empfiehlt daher, eine Höchstmenge von 2 mg Beta-Carotin pro Tag nicht zu überschreiten. Einer Erhebung zufolge enthalten die meisten ACE-Getränke 1–2 mg Beta-Carotin je 100 ml. Mit einem Glas (200 ml) erreicht bzw. überschreitet man also bereits die Höchstmenge. ACE-Getränke bieten gegenüber herkömmlichen Frucht- und Gemüsesäften keine Vorteile. Sie haben sogar ein geringeres antioxidatives Potenzial als normale Fruchtsäfte, z. B. als Johannisbeernektar, Traubensaft oder Orangensaft. Deshalb sind Fruchtsäfte die bessere Wahl. Als Durstlöscher eignen sie sich aber nur mit Wasser verdünnt.

Wie kann man bei einer Laktoseintoleranz (Milchzuckerunverträglichkeit) genügend Calcium aufnehmen?

Bei einer Laktoseintoleranz, einer Milchzuckerunverträglichkeit, ist die Aktivität des Enzyms Laktase im Dünndarm eingeschränkt oder gar nicht mehr vorhanden. Bei den Betroffenen kann der Milchzucker, die Laktose, nicht mehr in ihre Bestandteile gespalten und daher auch nicht in den Körper aufgenommen werden. Laktose gelangt so in die unteren Darmabschnitte und kann Unwohlsein, Blähungen, Bauchschmerzen und Durchfall hervorrufen. Abhängig von der Enzymaktivität sollten die Betroffenen Milch und Milchprodukte – neben Kuhmilch auch die von Ziege, Stute und Schaf – einschränken bzw. meiden. Da es sich hierbei um sehr gute Quellen für Calcium handelt, ist es für diese Patienten besonders wichtig, auf eine ausreichende Calciumzufuhr zu achten. Welche Lebensmittel in welchem Umfang verträglich sind, ist individuell unterschiedlich und sollte mit dem behandelnden Arzt und/oder einem Ernährungsberater ausgetestet werden. Einige Patienten vertragen verschiedene Käsesorten, insbesondere gereiften Käse, und gesäuerte Milchprodukte wie Jogurt,

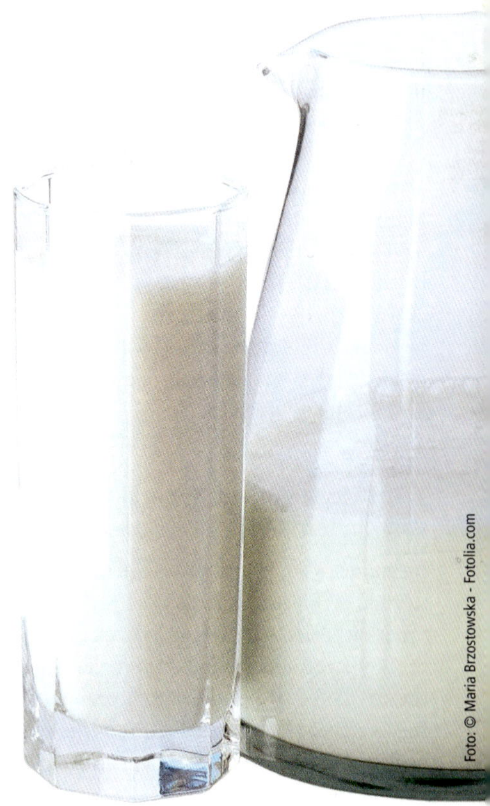

Foto: © Maria Brzostowska - Fotolia.com

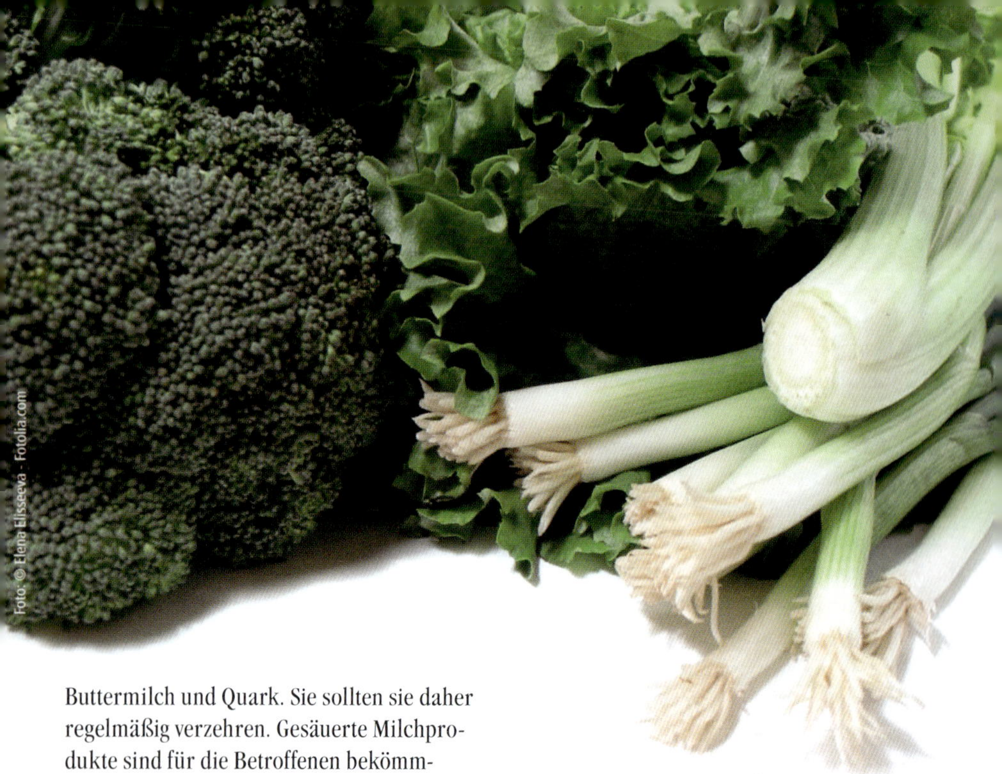

Buttermilch und Quark. Sie sollten sie daher regelmäßig verzehren. Gesäuerte Milchprodukte sind für die Betroffenen bekömmlicher, da die Bakterien das benötigte Enzym direkt mitliefern. Mittlerweile gibt es auch laktosefreie Kuhmilch und entsprechende Milchprodukte zu kaufen.
Betroffene sollten zudem ein Mineralwasser mit einem hohen Calciumgehalt wählen und calciumreiche Gemüsearten wie Brokkoli, Fenchel, Mangold, Spinat, Lauch und Grünkohl bevorzugen. Eventuell ist in Absprache mit dem behandelnden Arzt eine Nahrungsergänzung mit Calcium erforderlich.

Trägt Phosphor zur Hyperaktivität von Kindern bei?

Die Aufmerksamkeitsdefizit-/Hyperaktivitätsstörung (ADHS), früher auch Zappelphilipp-Syndrom genannt, äußert sich durch eine verminderte Aufmerksamkeit und/oder eine starke Unruhe (Hyperaktivität) bei Kindern. Die Ursachen sind sehr vielfältig und bis heute noch nicht vollständig erforscht. Es handelt sich dabei allerdings nicht um eine allergische Reaktion auf Phosphat, wie vielfach behauptet wurde. Die sog. Phosphattheorie basiert auf den Beobachtungen einer Mutter und ist wissenschaftlich nicht belegt. Eine phosphatfreie Ernährung ist daher nicht nötig. Verantwortlich sind eher genetische und psychosoziale Ursachen. Möglicherweise wirken sich bestimmte Lebensmittelzusatzstoffe – verschiedene Farbstoffe und ein Konservierungsstoff – nachteilig auf das Verhalten hyperaktiver Kinder aus. Es gibt Hinweise darauf, dass eine entsprechende Diät hilfreich sein kann. Ob sie sinnvoll und wie sie durchzuführen ist, sollte mit einem erfahrenen Arzt und einer Ernährungsfachkraft geklärt werden.

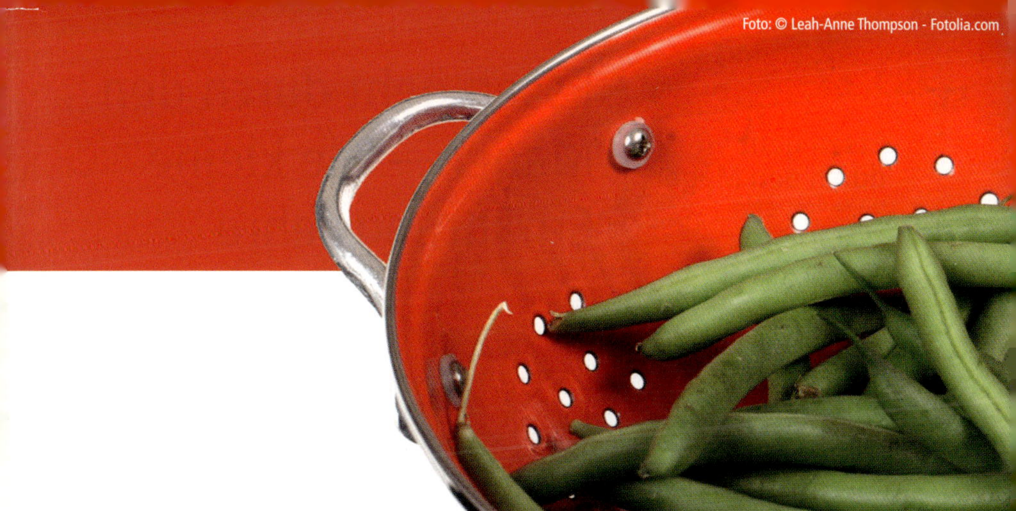

Foto: © Leah-Anne Thompson - Fotolia.com

Warum leiden Frauen häufiger an Eisenmangel?

Aufgrund der Regelblutung verlieren Frauen durchschnittlich 15 mg Eisen pro Monat. Im Gegensatz zu Männern müssen sie daher ganz besonders auf ihre Eisenzufuhr achten. 15 mg pro Monat sind prinzipiell zwar nicht viel: Das wären umgerechnet 0,5 mg pro Tag. Doch die Verwertung des Eisens aus der Nahrung hängt von vielen Faktoren ab und ist teilweise sehr schlecht. Zudem essen Frauen weniger und seltener Fleisch als Männer. Frauen mit niedrigen Eisenwerten sollten darauf achten, regelmäßig (2–3 Mal pro Woche) Fleisch oder Wurstprodukte, eisenreiches Gemüse wie Grünkohl oder Spinat und häufiger auch Hülsenfrüchte zu verzehren. Empfehlenswert ist auch ein Salat mit roter Paprika zu einer Mahlzeit oder Obst als Dessert – das darin enthaltene Vitamin C verbessert die Resorption von Eisen.

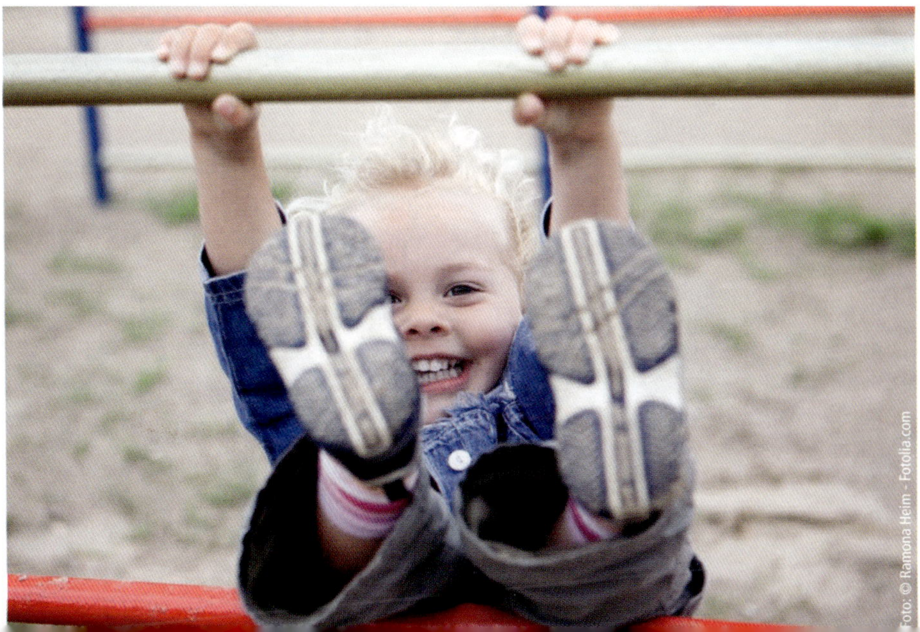

Foto: © Ramona Heim - Fotolia.com

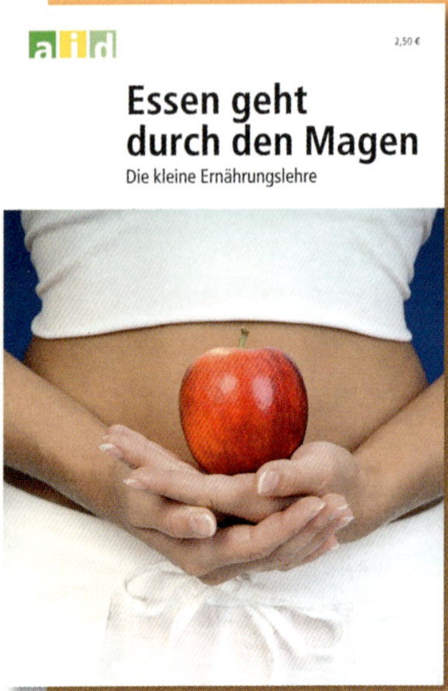

Essen geht durch den Magen – Die kleine Ernährungslehre

Unsere Verdauungsorgane leisten täglich Schwerstarbeit, um die unterschiedlichen Lebensmittel in ihre Nährstoffe zu zerlegen. Das Heft beschreibt die beteiligten Organe und ihre jeweiligen Aufgaben. Darüber hinaus erläutert die Broschüre Aufbau und Funktion von Proteinen, Fetten, Kohlenhydraten, Vitaminen und Mineralstoffen. Auch die Bedeutung der Ballaststoffe wird beschrieben. Ein zusätzliches Kapitel beantwortet häufig gestellte Fragen, in denen es z. B. um die günstigsten Essenszeiten geht oder um Sodbrennen. Ein Grundlagenwerk, das die komplexen Vorgänge der Verdauung verständlich vermittelt.

Heft
14 x 21 cm, 52 Seiten
Bestellnr.: 5-1231

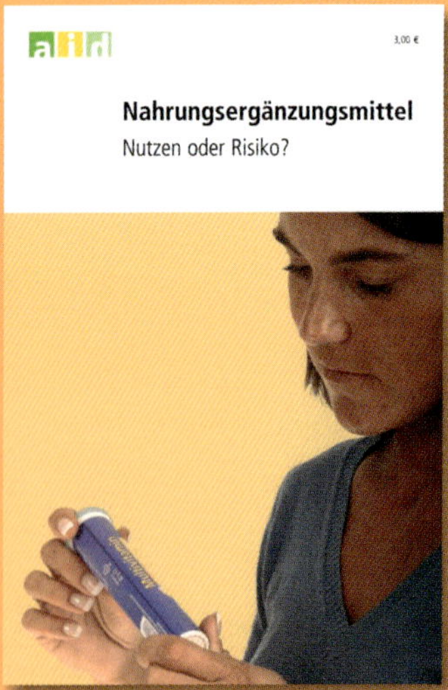

Nahrungsergänzungsmittel – Nutzen oder Risiko?

Kapseln, Pulver, Brausetabletten und Tabletten: Nahrungsergänzungsmittel gibt es in allen Formen und Farben. Brauchen wir sie, sind sie überflüssig oder gar gefährlich? In diesem Heft erfahren Sie, warum das Thema „Nahrungsergänzungsmittel" so umstritten ist, welche Präparatgruppen auf dem Markt sind, wie sich Nahrungsergänzungsmittel von Arzneimitteln unterscheiden, wann eine Nahrungsergänzung sinnvoll sein kann, wie Sie sich auch ohne Präparate abwechslungsreich und vollwertig ernähren und wie Sie sinnvolle von bedenklichen Präparaten unterscheiden können.

Heft
14 x 21 cm, 68 Seiten
Bestellnr.: 5-1480

Die aid-Ernährungspyramide – Fotoposter

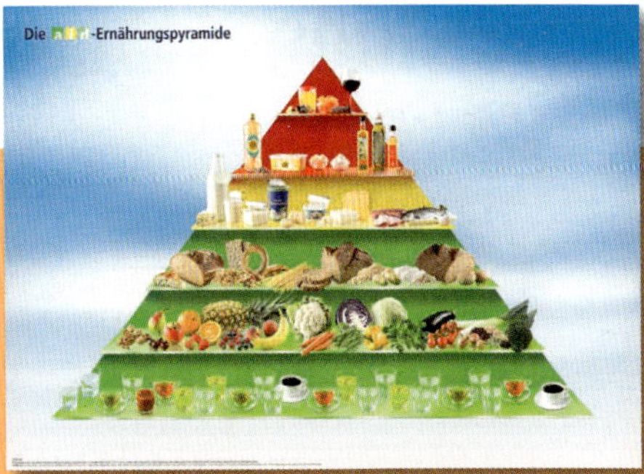

Die aid-Ernährungspyramide macht Appetit und zeigt auf einen Blick, wie eine vollwertige Ernährung aussieht. Es gibt keine verbotenen Lebensmittel – allein die Menge macht's. Aus jeder der sechs Ebenen soll und kann gegessen werden – jedoch unterschiedliche Mengen. Ob reichlich, mäßig oder sparsam zeigen sowohl die Größe der jeweiligen Pyramidenebene als auch die Ampelfarben grün, gelb oder rot. Zahlreiche Lebensmittelabbildungen (Fotos) ermöglichen einerseits die Zuordnung eines bestimmten Lebensmittels zu einer Gruppe und zeigen andererseits die leckere Vielfalt.

Poster

DIN A1 auf A4 gefalzt, einseitig bedruckt

Bestellnr.: 5-3915

5 am Tag – Gesund mit Obst und Gemüse

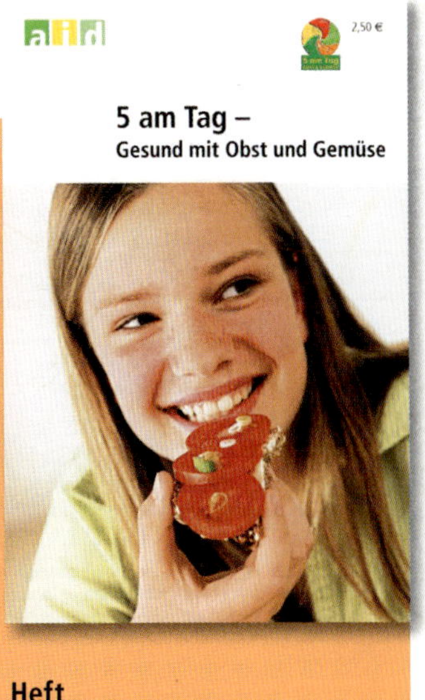

Übersichtlich und leicht verständlich erläutert der Ratgeber, was Vitamine, Mineralstoffe, Ballaststoffe und sekundäre Pflanzenstoffe aus Obst und Gemüse im Körper bewirken. Praktische Tipps und ein persönlicher Wochen-Check helfen, dieses Wissen in die Tat umzusetzen. Darüber hinaus informiert das Heft über Einkauf, richtige Lagerung und schonende Zubereitung von Obst und Gemüse. Der aid infodienst gibt diesen alltagstauglichen Ratgeber gemeinsam mit dem Verein „5 am Tag e. V." heraus.

Heft

14 x 21 cm, 56 Seiten

Bestellnr.: 5-1542

Bestellung

per Fax* an **02225 926-118**

*aus Deutschland

www.aid-medienshop.de

Kunden-Nr. (falls vorhanden)

Name/Vorname

Firma/Abt.

Straße/Hausnr.

PLZ/Ort

Telefon/Fax

E-Mail

aus Deutschland:

aid-Vertrieb DVG, Birkenmaarstraße 8
53340 Meckenheim
Telefon: 02225 926-146 und
02225 926-176
Telefax: 02225 926-118
E-Mail: Bestellung@aid.de

aus Österreich und Südtirol:

ÖAV, Sturzgasse 1A
1141 Wien/Österreich
Telefon: 0043 1 982 33 44-482 oder 441
Telefax: 0043 1 982 33 44-459
E-Mail: buch@avbuch.at

Ich (Wir) bestelle(n) zuzüglich einer Versandkostenpauschale von 3,00 € (innerhalb Deutschlands) gegen Rechnung (Angebotsstand: Juni 2008):

Best.-Nr.	Titel	Medium	Anzahl	Einzelpreis €	Gesamtpreis €
5-1364	Vitamine und Mineralstoffe – eine starke Truppe	Heft		4,00	
5-4121	Vitamine in der Ernährung (Einzelplatzlizenz)	CD-ROM		29,50	
5-4135	Vitamine in der Ernährung (Schullizenz)	CD-ROM		118,00	
5-3783	Mineralstoffe - wer braucht was, warum? (Einzelplatzlizenz)	CD-ROM		35,50	
5-3784	Mineralstoffe - wer braucht was, warum? (Schullizenz)	CD-ROM		112,00	
5-1231	Essen geht durch den Magen – Die kleine Ernährungslehre	Heft		2,50	
5-1480	Nahrungsergänzungsmittel – Nutzen oder Risiko?	Heft		3,00	
5-3915	Die aid-Ernährungspyramide – Fotoposter	Poster		3,00	
5-1542	5 am Tag - Gesund mit Obst und Gemüse	Heft		2,50	
5-3264	aid-Medienkatalog	Heft		0,00	0,00
5-9999	aid-Neuerscheinungen	Flyer		0,00	0,00

Auftragswert

☐ Ich möchte zweimal pro Jahr kostenlos den aid-Medienkatalog erhalten.*

☐ Ich möchte viermal pro Jahr kostenlos über die aid-Neuerscheinungen informiert werden.*

* Diese Zusendung kann ich jederzeit widerrufen.

Bestellungen erfolgen ausschließlich unter Einbeziehung unserer allgemeinen Geschäftsbedingungen, die Sie im Internet unter www.aid-medienshop.de einsehen oder unserem Medienkatalog entnehmen können, den wir Ihnen auf Anforderung kostenlos zusenden. Die Informationen zur Widerrufsbelehrung und den Widerrufsfolgen auf der gegenüberliegenden Seite habe ich zur Kenntnis genommen.

Datum/Unterschrift

aid infodienst Verbraucherschutz, Ernährung, Landwirtschaft e. V. (aid), Friedrich-Ebert-Str. 3, 53177 Bonn, Telefon: 0228 8499-0, Telefax: 0228 8499-177, Geschäftsführender Vorstand: Frau Dr. Margareta Büning-Fesel, eingetragen im Vereinsregister (Registernr. 2240) beim Amtsgericht Bonn